Cannabis Rezepte,

Das Marihuana Kochbuch,

Medizinisches Kochen für

Körper und Seele

115 einfache Rezepte.

Für Erleichterung und Spaß.

Autor: Mary Jane Pot

Inhalt

Disclaimer Der vorliegende Ratgeber bzw. Kochbuch wurde mit größter Sorgfalt und bestem Wissen erstellt, basierend auf intensiven Recherchen. Trotzdem möchten wir darauf hinweisen, dass wir keine Gewähr für die absolute Korrektheit, Ausführlichkeit und Vollständigkeit der enthaltenen Informationen übernehmen können. Der Herausgeber übernimmt keinerlei Haftung für etwaige nachteilige Auswirkungen, die direkt oder indirekt mit den in diesem Ratgeber präsentierten Informationen in Verbindung stehen könnten. Unsere Absicht ist es, Ihnen hilfreiche und praxisnahe Ratschläge zu bieten, dennoch empfehlen wir, die Informationen nach eigenem Ermessen zu prüfen und gegebenenfalls professionellen Rat einzuholen. Wir danken Ihnen für Ihr Verständnis. 143

Vorwort

Liebe Leserinnen und Leser,

herzlich willkommen zu unserem Kochbuch für Cannabis -
Rezepte aus medizinischen Gründen! Wir freuen uns, euch
auf eine kulinarische Reise mitzunehmen, die nicht nur den
Gaumen verwöhnt, sondern auch das Wohlbefinden steigert.

In diesem Buch werdet ihr eine Vielzahl von Rezepten
entdecken, die mit einer geheimen Zutat angereichert sind -
Cannabis! Aber keine Sorge, wir versprechen euch, dass
dieses Kochbuch nicht nur für einen guten Rausch gedacht
ist. Stattdessen konzentrieren wir uns darauf, wie Cannabis
als Teil einer gesunden und ausgewogenen Ernährung
verwendet werden kann, um verschiedene gesundheitliche
Beschwerden zu lindern.

Bevor wir jedoch loslegen, gibt es ein paar wichtige
Sicherheitshinweise zu beachten. Erstens: Bitte konsumiert
verantwortungsbewusst! Die Dosierung von Cannabis in
unseren Rezepten ist sorgfältig abgestimmt, aber es ist
immer ratsam, mit kleinen Mengen zu beginnen und die
Wirkung zu beobachten.

Zweitens: Konsultiert unbedingt einen Arzt oder eine Ärztin,
bevor ihr mit der Verwendung von Cannabis zu medizinischen
Zwecken beginnt. Jeder Körper reagiert anders, und es ist
wichtig, sicherzustellen, dass die Verwendung von Cannabis
mit euren individuellen gesundheitlichen Bedürfnissen in
Einklang steht.

Und zu guter Letzt: Bitte beachtet die örtlichen Gesetze und
Vorschriften bezüglich des Gebrauchs von
Cannabisprodukten. Wir möchten sicherstellen, dass unsere

Leserinnen und Leser nicht nur sicher, sondern auch gesetzeskonform genießen können.

Jetzt, da wir das geklärt haben, lasst uns gemeinsam die Welt der Cannabis -Küche erkunden! Lasst uns kreativ werden, experimentieren und vor allem Spaß haben beim Kochen und Backen. Wir sind fest davon überzeugt, dass diese Rezepte nicht nur euren Geschmackssinn ansprechen, sondern auch euer Wohlbefinden steigern werden.

Also schnappt euch eure Kochschürzen und lasst uns loslegen!

Mit herzlichen Grüßen,

Mary Jane Pot

Wo ist Cannabis Medizinisch einsetzbar

Cannabis kann bei einer Vielzahl von gesundheitlichen Problemen helfen, darunter:

Schmerzlinderung: Cannabis kann bei der Linderung von akuten und chronischen Schmerzen helfen, einschließlich neuropathischer Schmerzen, Arthritis und Migräne.

Entzündungshemmend: Die entzündungshemmenden Eigenschaften von Cannabis können bei Erkrankungen wie Arthritis, entzündlichen Darmerkrankungen und Asthma helfen.

Stressabbau und Angstlinderung: Cannabis kann beruhigende Effekte haben und dabei helfen, Stress und Angstzustände zu reduzieren.

Schlafstörungen: Viele Menschen finden, dass Cannabis ihnen hilft, besser einzuschlafen und einen erholsameren Schlaf zu haben, was bei Schlafstörungen wie Schlaflosigkeit von Vorteil sein kann.

Appetitanregung: Cannabis kann den Appetit anregen und Menschen mit Appetitlosigkeit oder Gewichtsverlust helfen, mehr zu essen.

Übelkeit und Erbrechen: Cannabis kann Übelkeit und Erbrechen bei Menschen lindern, die sich einer Chemotherapie oder Strahlentherapie unterziehen, oder bei Patienten mit Magen-Darm-Erkrankungen.

Neurologische Störungen: Einige Studien deuten darauf hin, dass Cannabis bei neurologischen Störungen wie Multipler Sklerose, Epilepsie und Parkinson-Krankheit helfen kann, indem es Muskelkrämpfe reduziert und die motorischen Funktionen verbessert.

Es ist jedoch wichtig zu beachten, dass die Wirksamkeit von Cannabis bei verschiedenen Gesundheitsproblemen von Person zu Person unterschiedlich sein kann und dass weitere Forschung und Beratung durch einen medizinischen Fachmann erforderlich sein können.

Grundrezepte

Cannabis - Butter

Das Brauchst Du

* 1 Tasse ungesalzene Butter
* 7-10 Gramm Cannabisblüten (abhängig von der gewünschten Stärke)

So wird es gemacht

Zerkleinere die Cannabisblüten grob.

Schmelze die Butter in einem Topf bei niedriger Hitze.

Füge die zerkleinerten Cannabisblüten hinzu und rühre gut um.

Lass die Mischung für 2-3 Stunden bei niedriger Hitze köcheln, dabei gelegentlich umrühren.

Gieße die Butter durch ein feines Sieb oder ein Käsetuch, um die festen Bestandteile zu entfernen.

Lass die Butter abkühlen und fest werden. Bewahre sie dann im Kühlschrank auf.

Portionen: ca. 1 Tasse Cannabis - Butter

Cannabis - Öl

Das Brauchst Du

* 1 Tasse Pflanzenöl (z.B. Kokosöl, Olivenöl)
* 7-10 Gramm Cannabisblüten

So wird es gemacht

Folge den gleichen Schritten wie bei der Herstellung von Cannabis - Butter, verwende jedoch Pflanzenöl anstelle von Butter.

Portionen: ca. 1 Tasse Cannabis - Öl

Cannabis - Kräuterbutter

Das Brauchst Du

* 1/2 Tasse Cannabis - Butter, weich
* 2 Esslöffel frische Kräuter (z.B. Petersilie, Schnittlauch, Thymian), fein gehackt
* 1 Knoblauchzehe, gehackt
* Eine Prise Salz

So wird es gemacht

Alle Zutaten in einer Schüssel vermischen, bis sie gut kombiniert sind.

Die Kräuterbutter auf ein Stück Backpapier geben und zu einer Rolle formen.

Im Kühlschrank mindestens 1 Stunde lang fest werden lassen.

Die Kräuterbutter in Scheiben schneiden und zu gegrilltem Fleisch, Fisch oder Gemüse servieren.

Portionen: Für etwa 1/2 Tasse Kräuterbutter

Cannabis - Honig

Das Brauchst Du

* 1 Tasse Honig
* 3-5 Gramm Cannabisblüten
* Optional: Zitronenschale oder Zimtstange für zusätzlichen Geschmack

So wird es gemacht

Erwärme den Honig in einem Topf bei niedriger Hitze.

Füge die zerkleinerten Cannabisblüten hinzu und optional Zitronenschale oder Zimtstange.

Lass die Mischung für 1-2 Stunden bei niedriger Hitze köcheln, dabei gelegentlich umrühren.

Entferne die Cannabisblüten und Zitronenschale/Zimtstange und gieße den Honig in ein Glas oder einen Behälter.

Portionen: ca. 1 Tasse Cannabis - Honig

Cannabis - Milch

Das Brauchst Du

* 1 Tasse Milch (Vollmilch oder pflanzliche Milchalternativen)
* 3-5 Gramm Cannabisblüten

So wird es gemacht

Erhitze die Milch in einem Topf bei niedriger Hitze.

Füge die zerkleinerten Cannabisblüten hinzu und rühre gut um.

Lass die Mischung für 1-2 Stunden bei niedriger Hitze köcheln, dabei gelegentlich umrühren.

Siebe die Cannabisblüten aus der Milch und bewahre sie gekühlt auf.

Portionen: ca. 1 Tasse Cannabis - Milch

Cannabis - Zucker

* 1 Tasse Zucker
* 3-5 Gramm fein gemahlene Cannabisblüten

So wird es gemacht

Vermische den Zucker und die gemahlenen Cannabisblüten gründlich.

Bewahre den Cannabis - Zucker in einem luftdichten Behälter auf.

Portionen: ca. 1 Tasse Cannabis - Zucker

<u>Cannabis - Salatdressing</u>

* 1/4 Tasse Cannabis - Olivenöl
* 2 Esslöffel Balsamico-Essig
* 1 Teelöffel Dijon-Senf
* 1 Teelöffel Honig
* Salz und Pfeffer nach Geschmack

<u>So wird es gemacht</u>

In einer kleinen Schüssel das Cannabis - Olivenöl,
Balsamico-Essig, Dijon-Senf und Honig vermengen.

Gut umrühren, bis sich alle Zutaten gut verbunden haben.

Mit Salz und Pfeffer abschmecken.

Über den Salat gießen und vor dem Servieren gut vermengen.

Portionen: Für eine Salatschüssel ausreichend

Cannabis - Guacamole

- ✳ 2 reife Avocados
- ✳ Saft von 1 Limette
- ✳ 1 Knoblauchzehe, fein gehackt
- ✳ 1/4 Tasse Cannabis - Olivenöl
- ✳ 1/4 Tasse gehackte Tomaten
- ✳ 2 Esslöffel gehackte frische Korianderblätter
- ✳ Salz und Pfeffer nach Geschmack

So wird es gemacht

Die Avocados halbieren und den Kern entfernen. Das Fruchtfleisch mit einem Löffel herausnehmen und in eine Schüssel geben.

Die Avocados mit einer Gabel zerdrücken, bis eine cremige Konsistenz entsteht.

Den Limettensaft, Knoblauch, Cannabis - Olivenöl, gehackte Tomaten und Korianderblätter hinzufügen. Gut vermengen.

Mit Salz und Pfeffer abschmecken.

Die Guacamole mit Tortilla-Chips servieren und genießen.

Portionen: Für etwa 4 Personen als Vorspeise

Cannabis - Pesto

Das Brauchst Du

- 🍁 2 Tassen frisches Basilikumblätter
- 🍁 1/4 Tasse geröstete Pinienkerne
- 🍁 1/4 Tasse frisch geriebener Parmesan
- 🍁 1 Knoblauchzehe
- 🍁 1/2 Tasse Cannabis - Olivenöl
- 🍁 Salz und Pfeffer nach Geschmack

So wird es gemacht

In einem Mixer oder einer Küchenmaschine Basilikumblätter, Pinienkerne, Parmesan und Knoblauchzehe geben.

Mixen, während langsam das Cannabis - Olivenöl hinzugefügt wird, bis eine glatte Paste entsteht.

Mit Salz und Pfeffer abschmecken und bei Bedarf mehr Olivenöl hinzufügen, um die gewünschte Konsistenz zu erreichen.

Über Pasta geben oder als Dip für Brot verwenden.

Portionen: Für etwa 1 Tasse Pesto

Cannabis - Gemüsebrühe

* 1 große Zwiebel, grob gehackt
* 2 Karotten, grob gehackt
* 2 Stangen Sellerie, grob gehackt
* 2 Knoblauchzehen, gehackt
* 1 Handvoll frische Kräuter (z.B. Petersilie, Thymian, Rosmarin)
* 1 Teelöffel schwarze Pfefferkörner
* 2-3 Gramm Cannabisblüten
* 2 Liter Wasser
* Salz nach Geschmack

So wird es gemacht

Erhitze etwas Cannabis - Olivenöl in einem großen Topf bei mittlerer Hitze.

Gib Zwiebel, Karotten, Sellerie und Knoblauch hinzu und brate sie unter gelegentlichem Rühren etwa 5 Minuten lang an, bis sie leicht gebräunt sind.

Füge die Kräuter, Pfefferkörner und Cannabisblüten hinzu und brate sie weitere 2-3 Minuten an.

Gieße das Wasser über das Gemüse und bringe es zum Kochen.

Reduziere die Hitze und lass die Brühe etwa 1 Stunde lang köcheln, um die Aromen zu extrahieren.

Nach Bedarf mit Salz abschmecken.

Die Brühe durch ein feines Sieb abseihen und für späteren Gebrauch aufbewahren oder sofort verwenden.

Portionen: Für etwa 2 Liter Gemüsebrühe

Cannabis - Hühnchenmarinade

Das Brauchst Du

* 1/4 Tasse Cannabis - Olivenöl
* Saft von 1 Zitrone
* 2 Knoblauchzehen, gehackt
* 1 Teelöffel geräuchertes Paprikapulver
* 1 Teelöffel getrockneter Oregano
* Salz und Pfeffer nach Geschmack

So wird es gemacht

In einer Schüssel das Cannabis - Olivenöl, Zitronensaft, gehackten Knoblauch, geräuchertes Paprikapulver und getrockneten Oregano vermengen.

Mit Salz und Pfeffer abschmecken.

Die Hühnchenstücke in die Marinade geben und mindestens 30 Minuten, vorzugsweise über Nacht, im Kühlschrank marinieren.

Das Hühnchen nach Belieben grillen, braten oder backen und genießen.

Portionen: Für die Marinade von etwa 4 Hühnchenbruststücken

Cannabis - Erdnusssoße

Das Brauchst Du

* 1/2 Tasse Erdnussbutter
* 1/4 Tasse Wasser
* 2 Esslöffel Sojasoße
* 1 Esslöffel Reisessig
* 1 Esslöffel Honig
* 1 Teelöffel Sesamöl
* 1 Knoblauchzehe, gehackt
* 1 Teelöffel geriebener Ingwer
* 1-2 Teelöffel Cannabis - Öl
* Optional: gehackte Frühlingszwiebeln und gehackte Erdnüsse als Garnierung

So wird es gemacht

In einem kleinen Topf alle Zutaten außer dem Cannabis - Öl vermischen.

Unter ständigem Rühren bei mittlerer Hitze erhitzen, bis die Soße glatt und gleichmäßig ist.

Das Cannabis - Öl hinzufügen und gründlich unterrühren.

Die Erdnussoße über Nudeln, Gemüse oder Hühnchen gießen und nach Belieben mit Frühlingszwiebeln und Erdnüssen garnieren.

Portionen: Für etwa 1 Tasse Erdnussoße

Cannabis - Schokoladensauce

Das Brauchst Du

- ✻ 1/2 Tasse Schokoladenstückchen oder Schokoladensplitter
- ✻ 1/4 Tasse Sahne
- ✻ 2 Esslöffel Cannabis - Butter
- ✻ 1 Esslöffel Honig
- ✻ Optional: eine Prise Meersalz

So wird es gemacht

In einem kleinen Topf die Sahne bei mittlerer Hitze erhitzen, bis sie zu dampfen beginnt.

Die Schokoladenstückchen hinzufügen und unter ständigem Rühren schmelzen lassen, bis eine glatte Masse entsteht.

Die Cannabis - Butter und den Honig hinzufügen und weiter rühren, bis alles gut vermischt ist.

Optional eine Prise Meersalz hinzufügen, um die süßen Aromen auszugleichen.

Die Schokoladensauce über Eiscreme, Obst oder Desserts gießen und genießen.

Portionen: Für etwa 1/2 Tasse Schokoladensauce

Cannabis - Karamell

Das Brauchst Du

* 1 Tasse Zucker
* 1/4 Tasse Wasser
* 1/2 Tasse Sahne
* 2 Esslöffel Cannabis - Butter
* Eine Prise Salz

So wird es gemacht

Den Zucker und das Wasser in einen Topf geben und bei mittlerer Hitze erhitzen, bis der Zucker sich vollständig aufgelöst hat.

Die Hitze erhöhen und die Mischung zum Kochen bringen, ohne zu rühren, bis sie eine goldene Farbe annimmt.

Die Sahne vorsichtig hinzufügen und dabei vorsichtig umrühren, bis sich alles gut vermischt hat.

Die Cannabis - Butter und eine Prise Salz hinzufügen und unter ständigem Rühren köcheln lassen, bis die Mischung dickflüssig wird.

Die Karamellsoße vom Herd nehmen und etwas abkühlen lassen, bevor sie über Desserts oder Gebäck gegossen wird.

Portionen: Für etwa 1 Tasse Karamellsoße

Vorspeisen und Salate

<u>Cannabis - Guacamole mit Tortilla-Chips</u>

<u>Das Brauchst Du</u>

- ✳ 2 reife Avocados
- ✳ Saft von 1 Limette
- ✳ 1 Knoblauchzehe, fein gehackt
- ✳ 2 Esslöffel Cannabis - Olivenöl
- ✳ Salz und Pfeffer nach Geschmack
- ✳ Tortilla-Chips zum Servieren

<u>So wird es gemacht</u>

Das Fruchtfleisch der Avocados in eine Schüssel geben und mit einer Gabel zerdrücken.

Den Limettensaft, Knoblauch, Cannabis - Olivenöl, Salz und Pfeffer hinzufügen und gut vermengen.

Die Guacamole mit Tortilla-Chips servieren und genießen.

Portionen: Für etwa 4 Personen

Cannabis - Spinat-Artischocken-Dip

Das Brauchst Du

- 1 Tasse gehackter Spinat (frisch oder aufgetaut, falls gefroren)
- 1 Dose Artischockenherzen, abgetropft und gehackt
- 1 Tasse Cannabis - Cream Cheese
- 1/2 Tasse Cannabis - Sour Cream
- 1/2 Tasse geriebener Parmesan
- 1/4 Teelöffel Knoblauchpulver
- Salz und Pfeffer nach Geschmack
- Tortilla-Chips oder Crackers zum Servieren

So wird es gemacht

Den Spinat, die Artischockenherzen, Cannabis - Cream Cheese, Cannabis - Sour Cream, Parmesan, Knoblauchpulver, Salz und Pfeffer in einer Schüssel vermengen.

Die Mischung in eine Auflaufform geben und glattstreichen.

Im vorgeheizten Ofen bei 180°C etwa 20-25 Minuten backen, bis der Dip heiß und bubbly ist.

Mit Tortilla-Chips oder Crackers servieren.

Portionen: Für etwa 6 Personen

Cannabis - Zucchini-Carpaccio

Das Brauchst Du

* 2 kleine Zucchini
* 2 Esslöffel Cannabis - Olivenöl
* Saft von 1 Zitrone
* Salz und Pfeffer nach Geschmack
* Gehobelter Parmesan
* Frische Kräuter zum Garnieren

So wird es gemacht

Die Zucchini mit einem Gemüseschäler in dünne Scheiben schneiden und auf einem Teller anrichten.

Cannabis - Olivenöl und Zitronensaft darüber träufeln.

Mit Salz und Pfeffer würzen.

Mit gehobeltem Parmesan und frischen Kräutern garnieren.

Sofort servieren.

Portionen: Für etwa 2 Personen

Cannabis - Pesto-Bruschetta

* 1 Baguette, in Scheiben geschnitten
* 1/4 Tasse Cannabis - Pesto
* 2 Tomaten, in Würfel geschnitten
* Frisches Basilikum zum Garnieren

So wird es gemacht

Die Baguettescheiben auf einem Backblech verteilen und im Ofen bei 180°C etwa 5-7 Minuten goldbraun rösten.

Die gerösteten Baguettescheiben aus dem Ofen nehmen und mit Cannabis - Pesto bestreichen.

Die gewürfelten Tomaten gleichmäßig auf dem Pesto verteilen.

Mit frischem Basilikum garnieren und sofort servieren.

Portionen: Für etwa 4 Personen

Cannabis - Hummus mit Gemüsesticks

Das Brauchst Du

* 1 Dose Kichererbsen, abgetropft
* 2 Esslöffel Cannabis - Olivenöl
* Saft von 1 Zitrone
* 2 Knoblauchzehen, gehackt
* 2 Esslöffel Tahini
* Salz und Pfeffer nach Geschmack
* Gemüsesticks (Karotten, Gurken, Paprika)
zum Servieren

So wird es gemacht

Die Kichererbsen, Cannabis - Olivenöl, Zitronensaft,
Knoblauch, Tahini, Salz und Pfeffer in einem Mixer geben und
zu einer cremigen Konsistenz pürieren.

Den Hummus mit Gemüsesticks servieren.

Portionen: Für etwa 4 Personen

Cannabis - Avocado-Röllchen

Das Brauchst Du

* 2 reife Avocados
* 1 Dose Thunfisch oder gekochtes Hühnchen, abgetropft
* 2 Esslöffel Cannabis - Mayonnaise
* Saft von 1 Zitrone
* Salz und Pfeffer nach Geschmack
* Frische Kräuter zum Garnieren

So wird es gemacht

Die Avocados halbieren und den Kern entfernen.

Das Avocadofleisch mit einem Löffel vorsichtig herausnehmen, so dass eine Mulde entsteht.

Den Thunfisch oder das Hühnchen mit Cannabis - Mayonnaise, Zitronensaft, Salz und Pfeffer vermischen.

Die Avocadomulden mit der Thunfisch- oder Hühnchenmischung füllen.

Mit frischen Kräutern garnieren und servieren.

Portionen: Für etwa 4 Personen

Cannabis - Edamame mit Meersalz

Das Brauchst Du

* 2 Tassen Edamame-Bohnen (ungekocht)
* 2 Esslöffel Cannabis - Olivenöl
* Meersalz nach Geschmack

So wird es gemacht

Die Edamame-Bohnen in leicht gesalzenem Wasser etwa 5-7 Minuten kochen, bis sie weich sind.

Die gekochten Edamame-Bohnen abgießen und abtropfen lassen.

Die Bohnen in eine Schüssel geben und mit Cannabis - Olivenöl beträufeln.

Mit Meersalz bestreuen und gut vermischen.

Sofort servieren.

Portionen: Für etwa 2 Personen

Cannabis - Caprese-Salat

Das Brauchst Du

* 2 Tomaten, in Scheiben geschnitten
* 1 Kugel Mozzarella, in Scheiben geschnitten
* Frische Basilikumblätter
* Cannabis - Olivenöl
* Salz und Pfeffer nach Geschmack

So wird es gemacht

Die Tomaten- und Mozzarellascheiben auf einem Teller abwechselnd anrichten.

Mit Basilikumblättern garnieren und mit Cannabis - Olivenöl beträufeln.

Mit Salz und Pfeffer würzen und servieren.

Portionen: Für etwa 2 Personen

Cannabis - Quinoa-Salat

Das Brauchst Du

* 1 Tasse Quinoa, gespült
* 2 Tassen Wasser
* 1/2 Tasse Cannabis - Olivenöl
* Saft von 1 Zitrone
* 1/4 Tasse gehackte frische Petersilie
* 1/4 Tasse gehackte frische Minze
* 1/2 Englische Gurke, gewürfelt
* 1/2 Tasse Kirschtomaten, halbiert
* Salz und Pfeffer nach Geschmack

So wird es gemacht

Quinoa und Wasser in einen Topf geben und zum Kochen bringen.

Die Hitze reduzieren und Quinoa abdecken. 15-20 Minuten kochen lassen, bis das Wasser absorbiert ist und der Quinoa weich ist.

In einer großen Schüssel Cannabis - Olivenöl, Zitronensaft, Petersilie und Minze verrühren.

Die gekochte Quinoa, Gurkenwürfel und halbierte Kirschtomaten hinzufügen und vorsichtig vermengen.

Mit Salz und Pfeffer abschmecken.

Vor dem Servieren mindestens 30 Minuten im Kühlschrank kühlen lassen, um die Aromen zu entwickeln.

Portionen: Für etwa 4-6 Portionen

Cannabis - Rote-Bete-Salat

Das Brauchst Du

✳ 2 mittelgroße Rote Beten, gekocht und in dünnen
Scheiben geschnitten
✳ 2 Tassen gemischter Grünsalat
✳ 1/4 Tasse Cannabis - Balsamico-Dressing
✳ 1/4 Tasse gehackte Walnüsse
✳ 1/4 Tasse zerbröckelter Ziegenkäse
✳ Salz und Pfeffer nach Geschmack

So wird es gemacht

Die gekochten und geschnittenen Roten Beten auf einem
Teller anrichten.

Den gemischten Grünsalat darüber verteilen.

Mit Cannabis - Balsamico-Dressing beträufeln.

Die gehackten Walnüsse und den zerbröckelten Ziegenkäse
darüber streuen.

Mit Salz und Pfeffer abschmecken.

Sofort servieren.

Portionen: Für etwa 2 Personen

Cannabis - Sushi-Rollen

Das Brauchst Du

* 2 Tassen Sushi-Reis, gekocht und abgekühlt
* 4 Nori-Algenblätter
* Eine Auswahl an Füllungen nach Wahl (z.B. Avocado, Gurke, Lachs, Thunfisch)
* Sojasoße und eingelegter Ingwer zum Servieren

So wird es gemacht

Ein Nori-Algenblatt auf eine Sushi-Matte legen.

Eine dünne Schicht gekochten Sushi-Reis gleichmäßig auf dem Nori-Algenblatt verteilen, dabei einen Rand von etwa einem Zentimeter lassen.

Die gewünschten Füllungen auf den Reis legen.

Das Nori-Algenblatt mithilfe der Sushi-Matte eng rollen.

Die Rolle mit einem scharfen Messer in Scheiben schneiden.

Mit Sojasoße und eingelegtem Ingwer servieren.

Portionen: Abhängig von der Menge der Zutaten, etwa 4 Rollen

Cannabis - Lachs-Tartar

Das Brauchst Du

- 200 g frischer Lachs, fein gehackt
- 2 Esslöffel Cannabis - Olivenöl
- Saft von 1 Zitrone
- 2 Esslöffel gehackte Frühlingszwiebeln
- 1 Esslöffel gehackter Dill
- Salz und Pfeffer nach Geschmack
- Toast oder Crackers zum Servieren

So wird es gemacht

Den fein gehackten Lachs in eine Schüssel geben.

Cannabis - Olivenöl, Zitronensaft, gehackte Frühlingszwiebeln und Dill hinzufügen.

Alles vorsichtig vermengen und mit Salz und Pfeffer abschmecken.

Das Lachs-Tartar auf Toast oder Crackers servieren.

Portionen: Für etwa 2 Personen

Cannabis - Garnelencocktail

Das Brauchst Du

* 300 g Garnelen, gekocht und geschält
* 1/4 Tasse Cannabis - Cocktailsoße
* 2 Tassen gemischter Salat
* Zitronenscheiben zum Garnieren

So wird es gemacht

Die gekochten Garnelen mit Cannabis - Cocktailsoße vermengen.

Den gemischten Salat auf Tellern anrichten.

Die Garnelen auf dem Salat verteilen.

Mit Zitronenscheiben garnieren und servieren.

Portionen: Für etwa 2 Personen

Genleßen Sie diese köstlichen und gesunden Vorspeisen mit einem Hauch von Cannabis! Denken Sie daran, die Dosierung angemessen zu halten und die Rezepte nach Ihren Vorlieben anzupassen. Viel Spaß beim Kochen und Genießen!

Cannabis - Kokos-Curry

Das Brauchst Du

* 1 Esslöffel Cannabis - Öl
* 1 Zwiebel, gehackt
* 2 Knoblauchzehen, gehackt
* 1 Esslöffel frischer Ingwer, gehackt
* 2 Esslöffel gelbe Currypaste
* 1 Dose (400 ml) ungesüßte Kokosmilch
* 2 Tassen Gemüse (z.B. Kartoffeln, Karotten, Paprika), gewürfelt
* 1 Tasse festes Gemüse (z.B. Brokkoli, Blumenkohl), in Röschen geschnitten
* 1 Tasse Protein (z.B. Tofu, Kichererbsen), gekocht
* Salz und Pfeffer nach Geschmack
* Optional: frischer Koriander zum Servieren

So wird es gemacht

Cannabis - Öl in einem großen Topf erhitzen.

Zwiebel, Knoblauch und Ingwer hinzufügen und unter Rühren glasig dünsten.

Currypaste hinzufügen und weitere 2 Minuten anbraten, bis sie duftet.

Kokosmilch einrühren und zum Kochen bringen.

Gewürfeltes Gemüse hinzufügen und bei mittlerer Hitze köcheln lassen, bis es weich ist.

Protein hinzufügen und weitere 5 Minuten kochen lassen, bis alles durchgewärmt ist.

Mit Salz und Pfeffer abschmecken.

Mit frischem Koriander bestreuen und mit Reis oder Naan-Brot servieren.

Portionen: Für etwa 4 Portionen

Genießen Sie diese kreativen und köstlichen Cannabis - infundierten Gerichte!

Suppen mir Cannabis

Cannabis - Gazpacho

Das Brauchst Du

- 4 große reife Tomaten, grob gehackt
- 1 Gurke, geschält, entkernt und grob gehackt
- 1 rote Paprika, entkernt und grob gehackt
- 1 kleine Zwiebel, grob gehackt
- 2 Knoblauchzehen, gehackt
- 2 Esslöffel Cannabis - Olivenöl
- 2 Esslöffel Rotweinessig
- Salz und Pfeffer nach Geschmack
- Frische Kräuter zum Garnieren

<u>So wird es gemacht</u>

Die gehackten Tomaten, Gurken, Paprika, Zwiebeln und Knoblauch in eine große Schüssel geben.

Cannabis - Olivenöl und Rotweinessig hinzufügen und gut vermengen.

Die Mischung in einen Mixer geben und zu einer glatten Suppe pürieren.

Die Gazpacho mit Salz und Pfeffer abschmecken.

Vor dem Servieren mindestens eine Stunde im Kühlschrank kalt stellen.

Mit frischen Kräutern garnieren und servieren.

Portionen: Für etwa 4 Personen

<u>Cannabis - Tomatensuppe</u>

<u>Das Brauchst Du</u>

* 2 Dosen gehackte Tomaten
* 1 Zwiebel, gehackt
* 2 Knoblauchzehen, gehackt
* 2 Esslöffel Cannabis - Olivenöl
* 2 Tassen Gemüsebrühe
* Salz und Pfeffer nach Geschmack
* Frische Basilikumblätter zum Garnieren

So wird es gemacht

Das Cannabis - Olivenöl in einem Topf erhitzen und die gehackte Zwiebel und Knoblauch darin anbraten, bis sie weich sind.

Die gehackten Tomaten und Gemüsebrühe hinzufügen und zum Kochen bringen.

Die Suppe etwa 20 Minuten köcheln lassen, bis die Aromen vereint sind.

Mit Salz und Pfeffer abschmecken.

Mit frischen Basilikumblättern garnieren und servieren.

Portionen: Für etwa 4 Personen

Cannabis - Kürbissuppe

Das Brauchst Du

❋ 500 g Kürbisfleisch, gewürfelt

❋ 1 Zwiebel, gehackt

❋ 2 Knoblauchzehen, gehackt

❋ 2 Esslöffel Cannabis - Kokosmilch

❋ 2 Tassen Gemüsebrühe

❋ 1 Teelöffel gemahlener Ingwer

❋ 1/2 Teelöffel gemahlener Zimt

❋ Salz und Pfeffer nach Geschmack

❋ Kürbiskerne zum Garnieren

So wird es gemacht

Die gehackte Zwiebel und Knoblauch in einem Topf mit etwas
Cannabis - Kokosmilch anschwitzen, bis sie weich sind.

Die Kürbiswürfel hinzufügen und kurz anbraten.

Mit Gemüsebrühe ablöschen und zum Kochen bringen.

Die Suppe köcheln lassen, bis der Kürbis weich ist.

Die Suppe pürieren und Cannabis - Kokosmilch unterrühren.

Mit gemahlenem Ingwer, Zimt, Salz und Pfeffer
abschmecken.

Mit Kürbiskernen garnieren und servieren.

Portionen: Für etwa 4 Personen

Cannabis - Brokkoli-Cheddar-Suppe

Das Brauchst Du

* 500 g frischer Brokkoli, in Röschen geschnitten
* 1 Zwiebel, gehackt
* 2 Knoblauchzehen, gehackt
* 2 Esslöffel Cannabis - Butter
* 2 Esslöffel Mehl
* 2 Tassen Gemüsebrühe
* 1 Tasse Cannabis - Milch
* 200 g Cheddar-Käse, gerieben
* Salz und Pfeffer nach Geschmack

<u>So wird es gemacht</u>

Die Cannabis - Butter in einem Topf schmelzen lassen und die gehackte Zwiebel und Knoblauch darin anschwitzen, bis sie weich sind.

Die Brokkoliröschen hinzufügen und kurz anbraten.

Das Mehl einrühren und eine Minute kochen lassen.

Die Gemüsebrühe und Cannabis - Milch hinzufügen, zum Kochen bringen und etwa 15 Minuten köcheln lassen, bis der Brokkoli weich ist.

Die Suppe pürieren und den geriebenen Cheddar-Käse unterrühren, bis er geschmolzen ist.

Mit Salz und Pfeffer abschmecken.

Mit einer Prise geriebenem Cheddar und gehackter Petersilie garnieren und servieren.

Portionen: Für etwa 4 Personen

<u>Cannabis - Kartoffelsuppe</u>

<u>Das Brauchst Du</u>

* 500 g Kartoffeln, geschält und gewürfelt
* 1 Zwiebel, gehackt
* 2 Knoblauchzehen, gehackt
* 2 Esslöffel Cannabis - Olivenöl
* 2 Tassen Gemüsebrühe
* 1 Tasse Cannabis - Sahne
* Salz und Pfeffer nach Geschmack
* Gehackter Speck oder geräucherter Tofu zum Garnieren

Achte auf die Qualität und Stärke des Cannabis.
Lieber weniger als mehr taste Dich langsam ran.

So wird es gemacht

Das Cannabis - Olivenöl in einem Topf erhitzen und die gehackte Zwiebel und Knoblauch darin anschwitzen, bis sie weich sind.

Die Kartoffelwürfel hinzufügen und kurz anbraten.

Die Gemüsebrühe hinzufügen und zum Kochen bringen. Die Kartoffeln etwa 20 Minuten köcheln lassen, bis sie weich sind.

Die Suppe pürieren und Cannabis - Sahne hinzufügen.

Mit Salz und Pfeffer abschmecken.

Mit gehacktem Speck oder geräuchertem Tofu garnieren und servieren.

Portionen: Für etwa 4 Personen

Cannabis - Minestrone-Suppe

Das Brauchst Du

* 1 Zwiebel, gehackt
* 2 Karotten, gewürfelt
* 2 Stangen Sellerie, gehackt
* 2 Knoblauchzehen, gehackt
* 2 Esslöffel Cannabis - Olivenöl
* 1 Dose gehackte Tomaten
* 1 Liter Gemüsebrühe
* 1 Tasse ungekochte Pasta (z. B. Penne oder Farfalle)
* 1 Dose Cannellini-Bohnen, abgetropft und gespült
* 2 Tassen gehackter Spinat
* Salz und Pfeffer nach Geschmack
* Frischer Basilikum zum Garnieren

So wird es gemacht

Das Cannabis - Olivenöl in einem großen Topf erhitzen und die gehackte Zwiebel, Karotten, Sellerie und Knoblauch darin anschwitzen, bis sie weich sind.

Die gehackten Tomaten und Gemüsebrühe hinzufügen und zum Kochen bringen.

Die ungekochte Pasta hinzufügen und etwa 10 Minuten köcheln lassen, bis sie al dente ist.

Die Cannellini-Bohnen und den gehackten Spinat hinzufügen und weitere 5 Minuten köcheln lassen, bis der Spinat welk ist.

Mit Salz und Pfeffer abschmecken.

Mit frischem Basilikum garnieren und servieren.

Portionen: Für etwa 6 Personen

Cannabis - Hühnersuppe mit Gemüse

Das Brauchst Du

* 500 g Hähnchenbrust, in Würfel geschnitten
* 1 Zwiebel, gehackt
* 2 Karotten, gewürfelt
* 2 Stangen Sellerie, gehackt
* 2 Knoblauchzehen, gehackt
* 2 Esslöffel Cannabis - Olivenöl
* 2 Liter Hühnerbrühe
* Salz und Pfeffer nach Geschmack
* Frische Petersilie zum Garnieren

So wird es gemacht

Das Cannabis - Olivenöl in einem großen Topf erhitzen und die gehackte Zwiebel, Karotten, Sellerie und Knoblauch darin anschwitzen, bis sie weich sind.

Die Hühnerbrustwürfel hinzufügen und anbraten, bis sie außen leicht gebräunt sind.

Die Hühnerbrühe hinzufügen und zum Kochen bringen. Etwa 20 Minuten köcheln lassen, bis das Hähnchen gar ist und das Gemüse weich ist.

Mit Salz und Pfeffer abschmecken.

Mit frischer Petersilie garnieren und servieren.

Portionen: Für etwa 4 Personen

Cannabis - Chili-Suppe

Das Brauchst Du

- ✴ 500 g Rinderhackfleisch oder pflanzliches Hack
- ✴ 1 Zwiebel, gehackt
- ✴ 2 Knoblauchzehen, gehackt
- ✴ 1 Dose gehackte Tomaten
- ✴ 1 Dose Kidneybohnen, abgetropft und gespült
- ✴ 1 Dose schwarze Bohnen, abgetropft und gespült
- ✴ 1 rote Paprika, gewürfelt
- ✴ 1 grüne Paprika, gewürfelt
- ✴ 2 Tassen Gemüsebrühe
- ✴ 2 Esslöffel Tomatenmark
- ✴ 1 Esslöffel Chilipulver
- ✴ 1 Teelöffel gemahlener Kreuzkümmel
- ✴ Salz und Pfeffer nach Geschmack
- ✴ Frischer Koriander zum Garnieren

So wird es gemacht

Das Cannabis - Olivenöl in einem großen Topf erhitzen und die gehackte Zwiebel und Knoblauch darin anschwitzen, bis sie weich sind.

Das Hackfleisch hinzufügen und anbraten, bis es braun ist (falls vegetarisches Hack verwendet wird, einfach anbraten).

Die gehackten Tomaten, abgetropften Kidneybohnen, schwarzen Bohnen, Paprikawürfel, Gemüsebrühe, Tomatenmark, Chilipulver und gemahlenen Kreuzkümmel hinzufügen.

Die Suppe zum Kochen bringen und dann die Hitze reduzieren. Etwa 20-30 Minuten köcheln lassen, bis die Suppe eingedickt ist und die Aromen vereint sind.

Mit Salz und Pfeffer abschmecken.

Mit frischem Koriander garnieren und servieren.

Portionen: Für etwa 6 Personen

Cannabis - Karotten-Ingwer-Suppe

Das Brauchst Du

- 500 g Karotten, in Scheiben geschnitten
- 1 Zwiebel, gehackt
- 2 Knoblauchzehen, gehackt
- 2 Esslöffel Cannabis - Kokosöl
- 2 Teelöffel frischer Ingwer, gehackt
- 4 Tassen Gemüsebrühe
- 1 Dose Kokosmilch
- Saft und Abrieb von 1 Limette
- Salz und Pfeffer nach Geschmack
- Frische Korianderblätter zum Garnieren

So wird es gemacht

Das Cannabis - Kokosöl in einem Topf erhitzen und die gehackte Zwiebel, Knoblauch und Ingwer darin anschwitzen, bis sie duftend sind.

Die Karottenscheiben hinzufügen und für weitere 5 Minuten anbraten.

Die Gemüsebrühe hinzufügen und zum Kochen bringen. Die Hitze reduzieren und etwa 20 Minuten köcheln lassen, bis die Karotten weich sind.

Die Suppe vom Herd nehmen und mit einem Stabmixer pürieren, bis sie glatt ist.

Die Kokosmilch, Limettensaft und -abrieb hinzufügen und gut verrühren.

Mit Salz und Pfeffer abschmecken.

Mit frischen Korianderblättern garnieren und servieren.

Portionen: Für etwa 4 Personen

Cannabis - Linsensuppe

Das Brauchst Du

* 1 Tasse grüne oder braune Linsen, gewaschen und abgetropft
* 1 Zwiebel, gehackt
* 2 Karotten, gewürfelt
* 2 Stangen Sellerie, gehackt
* 2 Knoblauchzehen, gehackt
* 2 Esslöffel Cannabis - Olivenöl
* 4 Tassen Gemüsebrühe
* 1 Dose gehackte Tomaten
* 1 Teelöffel gemahlener Kreuzkümmel
* 1 Teelöffel Paprikapulver
* Salz und Pfeffer nach Geschmack
* Frische Petersilie zum Garnieren

So wird es gemacht

Das Cannabis - Olivenöl in einem großen Topf erhitzen und die gehackte Zwiebel, Karotten, Sellerie und Knoblauch darin anschwitzen, bis sie weich sind.

Die Linsen hinzufügen und kurz anbraten.

Die Gemüsebrühe, gehackten Tomaten, gemahlenen Kreuzkümmel und Paprikapulver hinzufügen und zum Kochen bringen.

Die Hitze reduzieren und die Suppe etwa 30-40 Minuten köcheln lassen, bis die Linsen weich sind.

Mit Salz und Pfeffer abschmecken.

Mit frischer Petersilie garnieren und servieren.

Portionen: Für etwa 4 Personen

Cannabis - Pilzcremesuppe:

Das Brauchst Du

- 500 g gemischte Pilze (Champignons, Shiitake, Austernpilze), gehackt
- 1 Zwiebel, gehackt
- 2 Knoblauchzehen, gehackt
- 2 Esslöffel Cannabis - Butter
- 4 Tassen Gemüsebrühe
- 1 Tasse Cannabis - Sahne
- Salz und Pfeffer nach Geschmack
- Frische Petersilie zum Garnieren

So wird es gemacht

Die Cannabis - Butter in einem Topf schmelzen lassen und die gehackte Zwiebel und Knoblauch darin anschwitzen, bis sie weich sind.

Die gehackten Pilze hinzufügen und anbraten, bis sie weich sind und Flüssigkeit freisetzen.

Die Gemüsebrühe hinzufügen und zum Kochen bringen. Etwa 15-20 Minuten köcheln lassen.

Die Suppe vom Herd nehmen und mit einem Stabmixer pürieren, bis sie glatt ist.

Die Cannabis - Sahne hinzufügen und gut verrühren.

Mit Salz und Pfeffer abschmecken.

Mit frischer Petersilie garnieren und servieren.

Portionen: Für etwa 4 Personen

Cannabis - Thai-Kokosnuss-Suppe

Das Brauchst Du

🍁 1 Dose Kokosmilch
🍁 4 Tassen Gemüsebrühe
🍁 200 g Champignons, in Scheiben geschnitten
🍁 1 rote Paprika, in Streifen geschnitten
🍁 1 Karotte, in dünnen Scheiben
🍁 1 Zwiebel, gehackt
🍁 2 Knoblauchzehen, gehackt
🍁 2 Esslöffel Cannabis - Olivenöl
🍁 2 Esslöffel Cannabis - rote Currypaste
🍁 2 Limettenblätter
🍁 1 Stängel Zitronengras, gehackt
🍁 1 Esslöffel Fischsauce oder Sojasauce
🍁 1 Esslöffel brauner Zucker
🍁 Salz nach Geschmack
🍁 Frischer Koriander zum Garnieren

So wird es gemacht

Das Cannabis - Olivenöl in einem Topf erhitzen und die gehackte Zwiebel und Knoblauch darin anschwitzen, bis sie duftend sind.

Die Cannabis - rote Currypaste hinzufügen und kurz anbraten, um die Aromen freizusetzen.

Die Kokosmilch und Gemüsebrühe hinzufügen und zum Kochen bringen.

Die Limettenblätter, das Zitronengras, Champignons, Paprika und Karotte hinzufügen und etwa 10-15 Minuten köcheln lassen, bis das Gemüse weich ist.

Die Fischsauce (oder Sojasauce) und braunen Zucker hinzufügen und umrühren, bis der Zucker vollständig aufgelöst ist.

Mit Salz abschmecken.

Die Suppe in Schalen gießen, mit frischem Koriander garnieren und servieren.

Portionen: Für etwa 4 Personen

Cannabis - Mais-Chowder

Das Brauchst Du

- 2 Dosen Maiskörner, abgetropft
- 2 Kartoffeln, gewürfelt
- 1 Zwiebel, gehackt
- 2 Knoblauchzehen, gehackt
- 2 Esslöffel Cannabis - Butter
- 4 Tassen Gemüsebrühe
- 1 Tasse Cannabis - Milch
- 1 Teelöffel getrockneter Thymian
- Salz und Pfeffer nach Geschmack
- Frühlingszwiebeln und gehackter Speck oder geräucherter Tofu zum Garnieren

So wird es gemacht

Die Cannabis - Butter in einem Topf schmelzen lassen und die gehackte Zwiebel und Knoblauch darin anschwitzen, bis sie weich sind.

Die Kartoffelwürfel hinzufügen und kurz anbraten.

Die Gemüsebrühe hinzufügen und zum Kochen bringen. Etwa 15-20 Minuten köcheln lassen, bis die Kartoffeln weich sind.

Die Hälfte des Mais und Thymian hinzufügen und die Suppe pürieren, bis sie glatt ist.

Die restlichen Maiskörner und Cannabis - Milch hinzufügen und gut umrühren.

Mit Salz und Pfeffer abschmecken.

Die Suppe mit gehackten Frühlingszwiebeln und gehacktem Speck oder geräuchertem Tofu garnieren und servieren.

Portionen: Für etwa 4 Personen

Cannabis - Schwarze-Bohnen-Suppe

Das Brauchst Du

- 2 Dosen schwarze Bohnen, abgetropft und gespült
- 1 Zwiebel, gehackt
- 2 Knoblauchzehen, gehackt
- 2 Esslöffel Cannabis - Olivenöl
- 1 rote Paprika, gewürfelt
- 1 grüne Paprika, gewürfelt
- 1 Dose gehackte Tomaten
- 4 Tassen Gemüsebrühe
- 2 Teelöffel gemahlener Kreuzkümmel
- 1 Teelöffel Paprikapulver
- Salz und Pfeffer nach Geschmack
- Frischer Koriander zum Garnieren

So wird es gemacht

Das Cannabis - Olivenöl in einem großen Topf erhitzen und die gehackte Zwiebel und Knoblauch darin anschwitzen, bis sie weich sind.

Die gewürfelten Paprikastücke hinzufügen und etwa 5 Minuten anbraten, bis sie weich sind.

Die abgetropften schwarzen Bohnen, gehackten Tomaten, Gemüsebrühe, gemahlenen Kreuzkümmel und Paprikapulver hinzufügen. Gut umrühren und zum Kochen bringen.

Die Hitze reduzieren und die Suppe etwa 20-30 Minuten köcheln lassen, damit sich die Aromen vereinen und die Suppe etwas eindickt.

Mit Salz und Pfeffer abschmecken.

Die Suppe in Schüsseln füllen und mit frischem Koriander garnieren.

Heiß servieren und genießen!

Portionen: Für etwa 4 Personen

Cannabis - Tom-Kha-Gai-Suppe

Das Brauchst Du

- 400 ml Kokosmilch
- 4 Tassen Hühnerbrühe
- 200 g Hühnerbrust, in dünne Scheiben geschnitten
- 200 g Champignons, in Scheiben geschnitten
- 2 Zitronenblätter
- 2 Stängel Zitronengras, in Stücke geschnitten
- 2 Teelöffel galgant (thailändischer Ingwer), gehackt
- 2 Teelöffel Limettensaft
- 2 Teelöffel Fischsauce
- 2 Teelöffel Zucker
- 2-3 rote Chilis, gehackt (optional für Schärfe)
- Frischer Koriander zum Garnieren

So wird es gemacht

Die Hühnerbrühe in einem Topf zum Kochen bringen. Kokosmilch hinzufügen und umrühren.

Die Zitronenblätter, Zitronengras, galgant und Champignons hinzufügen und köcheln lassen, bis die Champignons weich sind.

Die Hühnerbruststücke dazugeben und etwa 5 Minuten kochen, bis sie gar sind.

Limettensaft, Fischsauce, Zucker und gehackte Chilis hinzufügen und umrühren.

Mit Salz abschmecken und von der Hitze nehmen.

Die Suppe in Schüsseln gießen und mit frischem Koriander garnieren.

Heiß servieren und genießen!

Portionen: Für etwa 4 Personen

Cannabis - Gemüse-Eintopf

Das Brauchst Du

- 2 Kartoffeln, geschält und in Würfel geschnitten
- 2 Karotten, geschält und in Scheiben geschnitten
- 1 Zwiebel, gehackt
- 2 Knoblauchzehen, gehackt
- 2 Esslöffel Cannabis - Olivenöl
- 4 Tassen Gemüsebrühe
- 1 Dose gehackte Tomaten
- 1 Tasse grüne Bohnen, in Stücke geschnitten
- 1 Tasse Erbsen (frisch oder gefroren)
- 1 Teelöffel getrockneter Thymian
- 1 Teelöffel getrockneter Oregano
- Salz und Pfeffer nach Geschmack
- Frische Petersilie zum Garnieren

So wird es gemacht

Das Cannabis - Olivenöl in einem großen Topf erhitzen und die gehackte Zwiebel und Knoblauch darin anschwitzen, bis sie weich sind.

Die Kartoffel- und Karottenwürfel hinzufügen und kurz anbraten.

Die Gemüsebrühe, gehackten Tomaten, grünen Bohnen, Erbsen, getrockneten Thymian und Oregano hinzufügen. Gut umrühren und zum Kochen bringen.

Die Hitze reduzieren und den Eintopf etwa 20-25 Minuten köcheln lassen, bis das Gemüse weich ist.

Mit Salz und Pfeffer abschmecken.

Den Gemüse-Eintopf in Schüsseln füllen und mit frischer Petersilie garnieren.

Heiß servieren und genießen! Portionen: Für etwa 4 Personen

Hauptspeisen mit Fisch und Cannabis

Cannabis - Lachsfilet mit Zitronen-Kräuter-Kruste

Das Brauchst Du

* 4 Lachsfilets
* 2 Esslöffel Cannabis - Olivenöl
* Saft und Abrieb von 1 Zitrone
* 2 Knoblauchzehen, gehackt
* 2 Esslöffel gehackte frische Kräuter (z. B. Petersilie, Dill, Estragon)
* Salz und Pfeffer nach Geschmack

So wird es gemacht

Den Ofen auf 180°C vorheizen. Ein Backblech mit Backpapier auslegen.

Die Lachsfilets auf das Backblech legen und mit Cannabis - Olivenöl beträufeln.

Den Zitronensaft und -abrieb über die Lachsfilets gießen. Mit gehacktem Knoblauch, frischen Kräutern, Salz und Pfeffer bestreuen.

Die Lachsfilets etwa 15-20 Minuten backen, bis sie durchgegart sind und leicht bräunlich werden.

Heiß servieren und genießen!

Portionen: 4

Cannabis - Thunfischsteaks mit Sesamkruste

Das Brauchst Du

* 4 Thunfischsteaks
* 2 Esslöffel Cannabis - Sesamöl
* 2 Esslöffel Sojasauce
* 1 Esslöffel Honig
* 2 Esslöffel Sesamsamen

So wird es gemacht

In einer Schüssel Cannabis - Sesamöl, Sojasauce und Honig vermischen.

Die Thunfischsteaks in der Marinade wenden und für 30 Minuten im Kühlschrank marinieren lassen.

Sesamsamen auf einem Teller verteilen. Die marinierten Thunfischsteaks darin wälzen, um sie gleichmäßig zu bedecken.

Eine Pfanne bei mittlerer Hitze erhitzen und die Thunfischsteaks von jeder Seite etwa 2-3 Minuten braten, bis sie gar sind, aber immer noch rosa in der Mitte.

Mit einer Beilage nach Wahl servieren und genießen!

Portionen: 4

Cannabis - Garnelen-Pasta in Knoblauch-Sahne-Sauce

Das Brauchst Du

* 400 g Linguine oder Spaghetti
* 300 g Garnelen, geschält und entdarmt
* 2 Esslöffel Cannabis - Olivenöl
* 4 Knoblauchzehen, gehackt
* 200 ml Sahne
* 1/4 Tasse geriebener Parmesan
* Salz und Pfeffer nach Geschmack
* Frische Petersilie zum Garnieren

So wird es gemacht

Die Pasta gemäß den Anweisungen auf der Verpackung kochen, bis sie al dente ist. Abtropfen lassen und beiseite stellen.

In einer Pfanne Cannabis - Olivenöl erhitzen und den gehackten Knoblauch darin anbraten, bis er duftet.

Die Garnelen hinzufügen und etwa 3-4 Minuten braten, bis sie durchgegart sind und eine rosa Farbe haben.

Sahne zur Pfanne geben und gut umrühren. Parmesan einrühren und die Sauce eindicken lassen. Mit Salz und Pfeffer abschmecken.

Die gekochte Pasta in die Pfanne geben und gut vermischen, bis sie gleichmäßig mit der Sauce bedeckt ist.

Mit frischer Petersilie garnieren und servieren. Bon Appétit!

Portionen: 4

Cannabis - Zitronen-Kräuter-Dorade

Das Brauchst Du

* 2 Doradenfilets
* 2 Esslöffel Cannabis - Olivenöl
* Saft und Abrieb von 1 Zitrone
* 2 Knoblauchzehen, gehackt
* 2 Esslöffel gehackte frische Kräuter (z. B. Petersilie, Dill, Estragon)
* Salz und Pfeffer nach Geschmack

So wird es gemacht

Den Ofen auf 180°C vorheizen. Ein Backblech mit Backpapier auslegen.

Die Doradenfilets auf das Backblech legen und mit Cannabis - Olivenöl beträufeln.

Den Zitronensaft und -abrieb über die Doradenfilets gießen. Mit gehacktem Knoblauch, frischen Kräutern, Salz und Pfeffer bestreuen.

Die Doradenfilets etwa 15-20 Minuten backen, bis sie durchgegart sind und leicht bräunlich werden.

Heiß servieren und genießen!

Portionen: 2

Cannabis - Gebackene Lachsfilets mit Kartoffel-Kruste

Das Brauchst Du

* 4 Lachsfilets
* 2 Esslöffel Cannabis - Olivenöl
* 2 Kartoffeln, geschält und in dünnen Scheiben geschnitten
* 2 Knoblauchzehen, gehackt
* 1 Esslöffel gehackte frische Kräuter (z. B. Rosmarin, Thymian)
* Salz und Pfeffer nach Geschmack

So wird es gemacht

Den Ofen auf 180°C vorheizen. Eine Backform mit Cannabis - Olivenöl einfetten.

Die dünnen Kartoffelscheiben in einer Schicht auf den Boden der Backform legen.

Die Lachsfilets auf die Kartoffelscheiben legen und mit Cannabis - Olivenöl beträufeln.

Gehackten Knoblauch und frische Kräuter über die Lachsfilets streuen. Mit Salz und Pfeffer würzen.

Die Backform abdecken und für etwa 20 Minuten backen. Danach die Abdeckung entfernen und weitere 10-15 Minuten backen, bis die Kartoffeln knusprig sind und der Lachs durchgegart ist.

Heiß servieren und genießen!

Portionen: 4

Cannabis - Knoblauch-Garnelen-Spieße

Das Brauchst Du

* 400 g Garnelen, geschält und entdarmt
* 2 Esslöffel Cannabis - Olivenöl
* 4 Knoblauchzehen, gehackt
* Saft und Abrieb von 1 Zitrone
* Salz und Pfeffer nach Geschmack
* Frische Petersilie zum Garnieren

So wird es gemacht

Die Garnelen auf Holzspieße aufspießen und beiseite legen.

In einer Schüssel Cannabis - Olivenöl, gehackten Knoblauch, Zitronensaft und -abrieb vermischen.

Die Garnelenspieße in die Marinade legen und für etwa 30 Minuten im Kühlschrank marinieren lassen.

Eine Grillpfanne oder einen Grill vorheizen. Die Garnelenspieße darauf legen und etwa 2-3 Minuten pro Seite grillen, bis sie durchgegart und leicht gebräunt sind.

Mit frischer Petersilie garnieren und heiß servieren. Dazu passt perfekt eine Beilage nach Wahl.

Portionen: 4

Cannabis - Lachs-Burger mit Avocado-Creme

Das Brauchst Du

* 4 Lachsfilets
* 2 Esslöffel Cannabis - Olivenöl
* Salz und Pfeffer nach Geschmack
* 4 Burger-Brötchen
* 1 Avocado, zerdrückt
* Saft und Abrieb von 1 Limette
* 1 Knoblauchzehe, gehackt
* Frischer Salat zum Belegen

So wird es gemacht

Die Lachsfilets mit Cannabis - Olivenöl beträufeln und mit Salz und Pfeffer würzen.

Eine Grillpfanne oder einen Grill vorheizen und die Lachsfilets von jeder Seite etwa 3-4 Minuten grillen, bis sie durchgegart sind.

Die Burger-Brötchen aufschneiden und leicht toasten.

In einer kleinen Schüssel Avocado mit Limettensaft und -abrieb sowie gehacktem Knoblauch vermischen, um die Avocado-Creme zuzubereiten.

Die gegrillten Lachsfilets auf die unteren Hälften der Burger-Brötchen legen. Mit Avocado-Creme bestreichen und mit frischem Salat belegen.

Die oberen Hälften der Burger-Brötchen darauf legen und die Lachs-Burger servieren.

Genieße deinen gesunden und köstlichen Burger!

Portionen: 4

Cannabis - Thunfisch-Ceviche

Das Brauchst Du

* 400 g frischer Thunfisch, in Würfel geschnitten
* 1 rote Zwiebel, in dünne Ringe geschnitten
* Saft von 4 Limetten
* 2 Esslöffel Cannabis - Olivenöl
* 1 Jalapeño, entkernt und gehackt
* 1/4 Tasse gehackter frischer Koriander
* Salz und Pfeffer nach Geschmack

So wird es gemacht

In einer großen Schüssel den frischen Thunfisch mit Zwiebelringen, Limettensaft, Cannabis - Olivenöl, gehackter Jalapeño und frischem Koriander vermischen.

Die Ceviche-Mischung gut umrühren, um die Zutaten gleichmäßig zu verteilen. Mit Salz und Pfeffer abschmecken.

Die Schüssel abdecken und die Thunfisch-Ceviche für mindestens 30 Minuten im Kühlschrank marinieren lassen, damit die Aromen sich gut vermischen.

Vor dem Servieren die Thunfisch-Ceviche auf Teller verteilen und mit zusätzlichem frischem Koriander garnieren.

Serviere die Thunfisch-Ceviche mit Tortilla-Chips oder auf Tostadas und genieße das frische Aroma!

Portionen: 4

Cannabis - Lachs mit Blattspinat und Feta

Das Brauchst Du

* 4 Lachsfilets
* 2 Esslöffel Cannabis - Olivenöl
* 200 g frischer Blattspinat
* 100 g Feta-Käse, zerbröckelt
* 2 Knoblauchzehen, gehackt
* Saft und Abrieb von 1 Zitrone
* Salz und Pfeffer nach Geschmack

So wird es gemacht

Den Ofen auf 180°C vorheizen. Ein Backblech mit Backpapier auslegen.

Die Lachsfilets auf das Backblech legen und mit Cannabis - Olivenöl beträufeln.

Den frischen Blattspinat gleichmäßig auf den Lachsfilets verteilen und mit den zerbröckelten Feta-Käse bestreuen.

Gehackten Knoblauch, Zitronensaft und -abrieb über die Lachsfilets geben. Mit Salz und Pfeffer würzen.

Die Lachsfilets etwa 15-20 Minuten backen, bis sie durchgegart sind und der Spinat leicht gebräunt ist.

Heiß servieren und genießen!

Portionen: 4

Cannabis - Garnelen-Tacos mit Mangosalsa

Das Brauchst Du

* 300 g Garnelen, geschält und entdarmt
* 2 Esslöffel Cannabis - Olivenöl
* 1 Teelöffel Kreuzkümmel
* 1 Teelöffel Paprikapulver
* Salz und Pfeffer nach Geschmack
* 8 Maistortillas
* 1 reife Mango, gewürfelt
* 1 rote Paprika, gewürfelt
* 1 rote Zwiebel, gehackt
* Saft von 1 Limette
* Frischer Koriander zum Garnieren

So wird es gemacht

Die Garnelen mit Cannabis - Olivenöl, Kreuzkümmel, Paprikapulver, Salz und Pfeffer marinieren und etwa 15 Minuten ruhen lassen.

Eine Pfanne bei mittlerer Hitze erhitzen und die Garnelen darin etwa 2-3 Minuten pro Seite braten, bis sie gar sind und eine schöne Farbe haben.

Die Maistortillas in einer trockenen Pfanne oder auf dem Grill leicht erwärmen, bis sie weich sind.

In einer Schüssel die gewürfelte Mango, rote Paprika, gehackte Zwiebel und Limettensaft vermischen, um die Mangosalsa zuzubereiten.

Die gebratenen Garnelen auf die warmen Tortillas legen und mit der Mangosalsa garnieren. Mit frischem Koriander bestreuen.

Die Garnelen-Tacos sofort servieren und genießen!

Portionen: 4

Cannabis - Gebackener Kabeljau mit Knoblauchbutter:

Das Brauchst Du

- ✻ 4 Kabeljaufilets
- ✻ 2 Esslöffel Cannabis - Olivenöl
- ✻ 4 Knoblauchzehen, gehackt
- ✻ 2 Esslöffel Butter
- ✻ Saft und Abrieb von 1 Zitrone
- ✻ Salz und Pfeffer nach Geschmack
- ✻ Frische Petersilie zum Garnieren

So wird es gemacht

Den Ofen auf 180°C vorheizen. Ein Backblech leicht einfetten.

Die Kabeljaufilets auf das Backblech legen und mit Cannabis - Olivenöl beträufeln. Mit Salz und Pfeffer würzen.

In einer kleinen Pfanne die Butter bei mittlerer Hitze schmelzen lassen. Gehackten Knoblauch hinzufügen und kurz anbraten, bis er duftet.

Den Knoblauch über die Kabeljaufilets träufeln. Zitronensaft und -abrieb gleichmäßig darüber verteilen.

Die Kabeljaufilets etwa 15-20 Minuten backen, bis sie durchgegart sind und leicht gebräunt.

Mit frischer Petersilie garnieren und heiß servieren.

Portionen: 4

Cannabis - Lachs-Risotto:

Das Brauchst Du

* 300 g Lachsfilet, in Würfel geschnitten
* 1 Tasse Arborio-Reis
* 4 Tassen Gemüsebrühe
* 1 Zwiebel, gehackt
* 2 Knoblauchzehen, gehackt
* 2 Esslöffel Cannabis - Olivenöl
* 1/2 Tasse trockener Weißwein
* 1/2 Tasse geriebener Parmesan
* Salz und Pfeffer nach Geschmack
* Frische Petersilie zum Garnieren

So wird es gemacht

Die Gemüsebrühe in einem Topf erhitzen und warm halten.

In einem anderen Topf Cannabis - Olivenöl erhitzen. Die gehackte Zwiebel und Knoblauch darin glasig dünsten.

Den Arborio-Reis hinzufügen und unter Rühren etwa 1-2 Minuten anbraten, bis er leicht durchscheinend ist.

Den trockenen Weißwein zum Reis geben und unter ständigem Rühren köcheln lassen, bis er vollständig absorbiert ist.

Nach und nach die warme Gemüsebrühe zum Reis hinzufügen, dabei regelmäßig umrühren und warten, bis die Flüssigkeit absorbiert ist, bevor weitere Brühe hinzugefügt wird. Etwa 20 Minuten lang kochen, bis der Reis al dente ist.

Die Lachswürfel hinzufügen und weitere 3-4 Minuten kochen, bis der Lachs durchgegart ist.

Den geriebenen Parmesan unterrühren und mit Salz und Pfeffer abschmecken.

Mit frischer Petersilie garnieren und heiß servieren.

Portionen: 4

Cannabis - Thunfisch-Nudelauflauf

Das Brauchst Du

* 300 g Pasta (z. B. Penne oder Fusilli)
* 200 g Thunfisch, abgetropft
* 1 Dose gehackte Tomaten
* 1 Zwiebel, gehackt
* 2 Knoblauchzehen, gehackt
* 2 Esslöffel Cannabis - Olivenöl
* 1 Teelöffel getrockneter Oregano
* 1 Tasse geriebener Mozzarella-Käse
* Salz und Pfeffer nach Geschmack
* Frische Basilikumblätter zum Garnieren

So wird es gemacht

Die Pasta in einem großen Topf mit kochendem Salzwasser al dente kochen. Abgießen und beiseite stellen.

In einer Pfanne Cannabis - Olivenöl erhitzen und die gehackte Zwiebel und Knoblauch darin anbraten, bis sie weich sind und duften.

Die gehackten Tomaten hinzufügen und mit Salz, Pfeffer und getrocknetem Oregano würzen. Etwa 10 Minuten köcheln lassen, bis die Sauce leicht eingedickt ist.

Den abgetropften Thunfisch zur Tomatensauce geben und gut vermischen.

Die gekochte Pasta in eine große Auflaufform geben und mit der Thunfisch-Tomatensauce bedecken. Gut vermischen.

Den geriebenen Mozzarella-Käse gleichmäßig über den Nudelauflauf streuen.

Den Nudelauflauf in einem auf 180°C vorgeheizten Ofen etwa 20-25 Minuten backen, bis der Käse goldbraun und knusprig ist.

Mit frischen Basilikumblättern garnieren und heiß servieren.
Portionen: 4

Cannabis - Lachs-Spinat-Quiche

Das Brauchst Du

* 1 fertiger Tortenboden (oder selbstgemacht)
* 200 g geräucherter Lachs, in Stücke geschnitten
* 100 g frischer Spinat
* 1 Zwiebel, gehackt
* 2 Knoblauchzehen, gehackt
* 4 Eier
* 200 ml Cannabis - Milch
* 100 g geriebener Emmentaler-Käse
* Salz und Pfeffer nach Geschmack
* Muskatnuss zum Würzen

So wird es gemacht

Den Ofen auf 180°C vorheizen. Eine Quicheform leicht einfetten und den Tortenboden hineinlegen.

In einer Pfanne Cannabis - Olivenöl erhitzen und die gehackte Zwiebel und Knoblauch darin anbraten, bis sie weich sind und duften.

Den frischen Spinat hinzufügen und kurz dünsten, bis er zusammengefallen ist. Vom Herd nehmen und abkühlen lassen.

Die Eier in einer Schüssel verquirlen und Cannabis - Milch hinzufügen. Mit Salz, Pfeffer und Muskatnuss würzen.

Den geräucherten Lachs und geriebenen Emmentaler-Käse zur Eimischung geben und gut vermischen.

Die abgekühlte Spinat-Zwiebel-Mischung auf den
Tortenboden in der Quicheform geben.

Die Ei-Lachs-Mischung gleichmäßig über den Spinat
verteilen.

Die Quiche in den vorgeheizten Ofen geben und etwa 30-35
Minuten backen, bis die Füllung fest ist und die Oberseite
goldbraun ist.

Aus dem Ofen nehmen, etwas abkühlen lassen und in Stücke
schneiden.

Serviere die Lachs-Spinat-Quiche warm oder bei
Zimmertemperatur.

Portionen: 4

Cannabis - Thunfisch-Salat mit Avocado-Dressing

Das Brauchst Du

* 300 g Thunfisch, abgetropft
* 2 Avocados, in Scheiben geschnitten
* 1 rote Zwiebel, in dünnen Ringen
* 1 Dose Kichererbsen, abgetropft
* 1 rote Paprika, gewürfelt
* 2 Esslöffel Cannabis - Olivenöl
* Saft von 2 Limetten
* 1 Knoblauchzehe, gehackt
* Salz und Pfeffer nach Geschmack
* Frische Korianderblätter zum Garnieren

So wird es gemacht

Den Thunfisch in eine große Schüssel geben.

Die Avocados in Scheiben schneiden und zum Thunfisch geben.

Die dünnen Zwiebelringe, abgetropfte Kichererbsen und gewürfelte rote Paprika ebenfalls hinzufügen.

In einer kleinen Schüssel Cannabis - Olivenöl, Limettensaft und gehackten Knoblauch vermischen, um das Dressing zuzubereiten.

Das Dressing über den Salat gießen und vorsichtig vermengen, um alle Zutaten zu bedecken.

Mit Salz und Pfeffer abschmecken und mit frischen Korianderblättern garnieren.

Den Thunfisch-Salat sofort servieren und genießen!

Portionen: 4

Hauptspeisen vegetarisch und Cannabis

Cannabis - Gemüse-Curry mit Kokosmilch

Das Brauchst Du

* 2 Esslöffel Cannabis - Kokosöl
* 1 Zwiebel, gehackt
* 2 Knoblauchzehen, gehackt
* 1 Esslöffel frischer Ingwer, gerieben
* 2 Karotten, in Scheiben geschnitten
* 1 rote Paprika, in Streifen geschnitten
* 1 Aubergine, gewürfelt
* 200 g Blumenkohl, in Röschen geschnitten
* 400 ml Kokosmilch
* 2 Esslöffel Currypaste
* Salz und Pfeffer nach Geschmack
* Frische Korianderblätter zum Garnieren

So wird es gemacht

Erhitze das Cannabis - Kokosöl in einem großen Topf bei mittlerer Hitze. Füge die gehackte Zwiebel, Knoblauch und Ingwer hinzu und brate sie etwa 5 Minuten lang an, bis sie weich sind und duften.

Füge die geschnittenen Karotten, rote Paprika, Aubergine und Blumenkohl hinzu und brate sie weitere 5 Minuten an, bis sie leicht gebräunt sind.

Gieße die Kokosmilch über das Gemüse und rühre die Currypaste ein. Reduziere die Hitze und lasse das Curry etwa 15-20 Minuten köcheln, bis das Gemüse weich ist und die Aromen sich vermischen.

Mit Salz und Pfeffer abschmecken. Mit frischen Korianderblättern garnieren und heiß servieren.

Portionen: 4

Cannabis - Quinoa-Salat mit geröstetem Gemüse

Das Brauchst Du

- ✳ 1 Tasse Quinoa, gespült
- ✳ 2 Tassen Wasser
- ✳ 2 Esslöffel Cannabis - Olivenöl
- ✳ 1 rote Zwiebel, in dünnen Ringen
- ✳ 1 rote Paprika, in Streifen geschnitten
- ✳ 1 gelbe Paprika, in Streifen geschnitten
- ✳ 1 Zucchini, in Scheiben geschnitten
- ✳ 1 Aubergine, in Würfel geschnitten
- ✳ Saft von 1 Zitrone
- ✳ 2 Esslöffel gehackte frische Petersilie
- ✳ Salz und Pfeffer nach Geschmack

So wird es gemacht

In einem Topf das Wasser zum Kochen bringen und die gespülte Quinoa hinzufügen. Reduziere die Hitze und lasse die Quinoa zugedeckt etwa 15-20 Minuten köcheln, bis sie weich ist und das Wasser aufgenommen hat. Vom Herd nehmen und abkühlen lassen.

Während die Quinoa kocht, heize den Ofen auf 200°C vor. Das Cannabis - Olivenöl über das geschnittene Gemüse gießen und auf einem Backblech verteilen. Das Gemüse etwa 20-25 Minuten rösten, bis es weich und leicht gebräunt ist.

In einer großen Schüssel die gekochte Quinoa, das geröstete Gemüse, Zwiebelringe, Zitronensaft und gehackte Petersilie vermengen. Mit Salz und Pfeffer abschmecken.

Den Quinoa-Salat mindestens 30 Minuten im Kühlschrank ziehen lassen, damit sich die Aromen vermischen. Vor dem Servieren gut umrühren.

Portionen: 4

Cannabis - Linsen-Dal mit Naan-Brot

Das Brauchst Du das Dal:

- ✻ 1 Tasse rote Linsen
- ✻ 3 Tassen Wasser
- ✻ 2 Esslöffel Cannabis - Kokosöl
- ✻ 1 Zwiebel, gehackt
- ✻ 2 Knoblauchzehen, gehackt
- ✻ 1 Esslöffel frischer Ingwer, gerieben
- ✻ 1 Teelöffel Kurkuma
- ✻ 1 Teelöffel Kreuzkümmel
- ✻ 1 Teelöffel Garam Masala
- ✻ 1 Teelöffel gemahlener Koriander
- ✻ 1/2 Teelöffel Chilipulver (optional)
- ✻ Salz nach Geschmack
- ✻ Frischer Koriander zum Garnieren

Das Brauchst Du das Naan-Brot:

- ✻ 2 Tassen Mehl
- ✻ 1 Teelöffel Trockenhefe
- ✻ 1 Teelöffel Zucker
- ✻ 1/2 Teelöffel Salz
- ✻ 3/4 Tasse warmes Wasser
- ✻ 2 Esslöffel Cannabis - Olivenöl
- ✻ 2 Esslöffel veganer Joghurt (optional)

So wird das das Dal gemacht:

Die roten Linsen gründlich abspülen und mit 3 Tassen Wasser
in einem Topf zum Kochen bringen. Die Hitze reduzieren und
die Linsen etwa 20 Minuten köcheln lassen, bis sie weich
sind.

In einer separaten Pfanne das Cannabis - Kokosöl erhitzen. Die gehackte Zwiebel, Knoblauch und geriebenen Ingwer hinzufügen und etwa 5 Minuten anbraten, bis sie weich sind und duften.

Die Gewürze hinzufügen: Kurkuma, Kreuzkümmel, Garam Masala, gemahlener Koriander und optional Chilipulver. Gut umrühren und weitere 2 Minuten braten.

Die gebratenen Gewürze zur gekochten Linsenmischung geben und gut vermischen. Mit Salz abschmecken und nach Belieben frischen Koriander darüber streuen.

So wir das Naan-Brot gmacht:

In einer großen Schüssel Mehl, Trockenhefe, Zucker und Salz vermengen. Nach und nach warmes Wasser hinzufügen und zu einem Teig kneten.

Den Teig auf einer leicht bemehlten Oberfläche etwa 5 Minuten lang kneten, bis er glatt und elastisch ist. In eine geölte Schüssel geben, abdecken und an einem warmen Ort etwa 1 Stunde lang gehen lassen, bis sich das Volumen verdoppelt hat.

Den Teig in 6 gleich große Stücke teilen und jeden Teil zu einem dünnen Fladen ausrollen.

Eine Pfanne bei mittlerer Hitze erhitzen und die Naan-Fladen nacheinander darin backen, bis sie auf beiden Seiten goldbraun sind. Mit Cannabis - Olivenöl bestreichen und nach Belieben veganen Joghurt darauf verteilen.

Portionen für das Dal: 4

Portionen für das Naan-Brot: 6

Cannabis - Süßkartoffelauflauf mit schwarzen Bohnen und Avocado

Das Brauchst Du

- 2 große Süßkartoffeln, geschält und in Scheiben geschnitten
- 1 Dose schwarze Bohnen, abgetropft und gespült
- 1 reife Avocado, in Scheiben geschnitten
- 1 rote Zwiebel, gehackt
- 2 Knoblauchzehen, gehackt
- 1 rote Paprika, in Streifen geschnitten
- 1 grüne Paprika, in Streifen geschnitten
- 1 Dose gehackte Tomaten
- 1 Teelöffel gemahlener Kreuzkümmel
- 1 Teelöffel gemahlener Koriander
- 1/2 Teelöffel Chilipulver
- Salz und Pfeffer nach Geschmack
- 2 Esslöffel Cannabis - Olivenöl
- Frischer Koriander zum Garnieren

<u>So wird es gemacht</u>

Den Ofen auf 200°C vorheizen. Eine große Auflaufform leicht einfetten.

Die Süßkartoffelscheiben gleichmäßig in die Auflaufform legen. Die abgetropften schwarzen Bohnen, Avocadoscheiben, gehackte Zwiebel, Knoblauch und Paprikastreifen darüber verteilen.

In einer kleinen Schüssel die gehackten Tomaten mit gemahlenem Kreuzkümmel, gemahlenem Koriander, Chilipulver, Salz und Pfeffer vermischen. Die Gewürz-Tomaten-Mischung über das Gemüse in der Auflaufform gießen.

Das Cannabis - Olivenöl über die Gemüseschicht träufeln. Die Auflaufform mit Aluminiumfolie abdecken und für etwa 40-45 Minuten backen, bis die Süßkartoffeln weich sind.

Den Süßkartoffelauflauf aus dem Ofen nehmen, mit frischem Koriander garnieren und heiß servieren.

Portionen: 4

Cannabis - Pilzrisotto mit Parmesan

Das Brauchst Du

- 1 Tasse Arborio-Reis
- 4 Tassen Gemüsebrühe
- 2 Esslöffel Cannabis - Olivenöl
- 1 Zwiebel, fein gehackt
- 2 Knoblauchzehen, gehackt
- 200 g gemischte Pilze (Champignons, Shiitake, Pfifferlinge), in Scheiben geschnitten
- 1/2 Tasse trockener Weißwein
- 1/2 Tasse geriebener Parmesan
- Salz und Pfeffer nach Geschmack
- Frische Petersilie zum Garnieren

So wird es gemacht

In einem Topf die Gemüsebrühe zum Kochen bringen und bei schwacher Hitze warm halten.

In einem großen Topf das Cannabis - Olivenöl erhitzen. Die gehackte Zwiebel und Knoblauch hinzufügen und etwa 5 Minuten anbraten, bis sie weich sind.

Die Pilze hinzufügen und weitere 5 Minuten braten, bis sie goldbraun sind und Flüssigkeit freisetzen.

Den Arborio-Reis hinzufügen und unter ständigem Rühren etwa 2 Minuten anschwitzen, bis er leicht glasig ist.

Den Weißwein hinzufügen und rühren, bis er vollständig absorbiert ist.

Eine Kelle warme Gemüsebrühe zum Reis geben und unter ständigem Rühren köcheln lassen, bis die Flüssigkeit vollständig absorbiert ist. Fortfahren, nach und nach Brühe hinzuzufügen und zu rühren, bis der Reis al dente ist und eine cremige Konsistenz hat.

Den geriebenen Parmesan unterrühren und mit Salz und Pfeffer abschmecken.

Das Risotto mit frischer Petersilie garnieren und sofort servieren.

Portionen: 4

Cannabis - Gemüse-Couscous mit gerösteten Kichererbsen

Das Brauchst Du

* 1 Tasse Couscous
* 1 ½ Tassen Gemüsebrühe
* 2 Esslöffel Cannabis - Olivenöl
* 1 Zwiebel, gehackt
* 2 Knoblauchzehen, gehackt
* 1 rote Paprika, gewürfelt
* 1 gelbe Paprika, gewürfelt
* 1 Zucchini, gewürfelt
* 1 Dose Kichererbsen, abgetropft und gespült
* 1 Teelöffel gemahlener Kreuzkümmel
* 1 Teelöffel Paprikapulver
* 1/2 Teelöffel gemahlener Kurkuma
* Salz und Pfeffer nach Geschmack
* Frischer Koriander zum Garnieren

<u>So wird es gemacht</u>

Die Gemüsebrühe zum Kochen bringen und vom Herd
nehmen. Den Couscous in eine hitzebeständige Schüssel
geben und die heiße Gemüsebrühe darüber gießen.
Abdecken und etwa 5 Minuten ruhen lassen, bis der
Couscous die Flüssigkeit aufgenommen hat.

In einer großen Pfanne das Cannabis - Olivenöl erhitzen. Die
gehackte Zwiebel und Knoblauch hinzufügen und etwa 3
Minuten anbraten, bis sie duften.

Die gewürfelten Paprikaschoten und Zucchini hinzufügen und
weitere 5 Minuten anbraten, bis das Gemüse weich ist.

Die abgetropften Kichererbsen in die Pfanne geben und mit
gemahlenem Kreuzkümmel, Paprikapulver, Kurkuma, Salz
und Pfeffer würzen. Alles gut vermischen und weitere 5
Minuten braten, bis die Kichererbsen knusprig sind.

Den gegarten Couscous in die Pfanne geben und gut
vermischen, bis alle Zutaten gleichmäßig verteilt sind.

Das Cannabis - Gemüse-Couscous auf Teller verteilen, mit
frischem Koriander garnieren und heiß servieren.

Portionen: 4

Cannabis - Spinat-Lasagne mit Ricotta und Mozzarella

Das Brauchst Du

* 9 Lasagne-Nudelplatten
* 300 g frischer Spinat
* 500 g Ricotta-Käse
* 200 g Mozzarella-Käse, gerieben
* 1 Ei
* 2 Esslöffel Cannabis - Olivenöl
* 2 Knoblauchzehen, gehackt
* 1 Teelöffel getrockneter Oregano
* 1 Teelöffel getrockneter Basilikum
* 1 Dose gehackte Tomaten
* Salz und Pfeffer nach Geschmack
* Parmesan zum Bestreuen

So wird es gemacht

Den Ofen auf 180°C vorheizen. Eine Auflaufform leicht einfetten.

Den frischen Spinat in einer Pfanne mit etwas Wasser kurz dünsten, bis er zusammengefallen ist. Abgießen und grob hacken.

In einer Schüssel den Ricotta-Käse mit dem gehackten Spinat, einem Ei, Salz und Pfeffer vermengen.

In einer separaten Pfanne das Cannabis - Olivenöl erhitzen. Den gehackten Knoblauch hinzufügen und etwa 2 Minuten anbraten, bis er duftet. Die gehackten Tomaten, getrockneten

Oregano und Basilikum hinzufügen. Mit Salz und Pfeffer abschmecken und etwa 10 Minuten köcheln lassen.

Eine dünne Schicht der Tomatensauce auf den Boden der vorbereiteten Auflaufform geben. Eine Schicht Lasagne-Nudelplatten darauf legen, gefolgt von einer Schicht der Spinat-Ricotta-Mischung und einer Schicht Mozzarella-Käse. Wiederholen, bis alle Zutaten verbraucht sind. Mit einer Schicht Mozzarella-Käse abschließen.

Die Lasagne mit Aluminiumfolie abdecken und etwa 30 Minuten backen. Die Folie entfernen und weitere 10 Minuten backen, bis der Käse goldbraun und knusprig ist.

Die Cannabis - Spinat-Lasagne aus dem Ofen nehmen, mit Parmesan bestreuen und heiß servieren.

Portionen: 6

Cannabis - Thai-Gemüse-Curry mit Jasminreis

Das Brauchst Du

- 1 Tasse Jasminreis
- 2 Tassen Wasser
- 2 Esslöffel Cannabis - Kokosöl
- 1 Zwiebel, gehackt
- 2 Knoblauchzehen, gehackt
- 1 rote Paprika, in Streifen geschnitten
- 1 gelbe Paprika, in Streifen geschnitten
- 1 kleine Aubergine, gewürfelt
- 1 Karotte, in dünne Scheiben geschnitten
- 200 g festes Tofu, in Würfel geschnitten
- 1 Dose Kokosmilch
- 2 Esslöffel rote Currypaste
- 1 Esslöffel Sojasauce
- Saft von 1 Limette
- Frischer Koriander zum Garnieren

So wird es gemacht

Den Jasminreis gründlich abspülen und mit 2 Tassen Wasser in einem Topf zum Kochen bringen. Die Hitze reduzieren, den Reis abdecken und etwa 15 Minuten köcheln lassen, bis das Wasser aufgesogen ist und der Reis gar ist.

In einer großen Pfanne das Cannabis - Kokosöl erhitzen. Die gehackte Zwiebel und Knoblauch hinzufügen und etwa 2 Minuten anbraten, bis sie duften.

Die geschnittenen Paprikaschoten, Aubergine und Karotte hinzufügen und weitere 5 Minuten braten, bis das Gemüse leicht gebräunt ist.

Die Tofuwürfel in die Pfanne geben und etwa 5 Minuten braten, bis sie goldbraun sind.

Die Currypaste hinzufügen und gut umrühren, bis das Gemüse gleichmäßig damit bedeckt ist.

Die Kokosmilch einrühren und etwa 10 Minuten köcheln lassen, bis das Gemüse gar ist und die Sauce eingedickt ist.

Die Sojasauce und Limettensaft unterrühren und abschmecken. Gegebenenfalls mit mehr Sojasauce oder Limettensaft nachwürzen.

Den gekochten Jasminreis auf Teller verteilen und mit dem Cannabis - Gemüse-Curry servieren. Mit frischem Koriander garnieren und heiß genießen.

Portionen: 4

Cannabis - Gebackener Kürbis gefüllt mit Quinoa und Feta

Das Brauchst Du

- 🌿 1 mittelgroßer Hokkaido-Kürbis
- 🌿 1 Tasse Quinoa
- 🌿 2 Tassen Gemüsebrühe
- 🌿 2 Esslöffel Cannabis - Olivenöl
- 🌿 1 Zwiebel, gehackt
- 🌿 2 Knoblauchzehen, gehackt
- 🌿 1 rote Paprika, gewürfelt
- 🌿 100 g Feta-Käse, zerbröckelt
- 🌿 2 Esslöffel gehackte frische Petersilie
- 🌿 Salz und Pfeffer nach Geschmack

So wird es gemacht

Den Backofen auf 200°C vorheizen.

Den Kürbis halbieren und die Kerne mit einem Löffel entfernen. Die Kürbishälften auf ein Backblech legen und etwa 30 Minuten backen, bis sie weich sind.

In der Zwischenzeit die Quinoa gründlich abspülen. Die Gemüsebrühe in einem Topf zum Kochen bringen und die Quinoa hinzufügen. Die Hitze reduzieren, abdecken und etwa 15 Minuten köcheln lassen, bis die Flüssigkeit aufgenommen ist und die Quinoa gar ist.

In einer Pfanne das Cannabis - Olivenöl erhitzen. Die gehackte Zwiebel und Knoblauch hinzufügen und etwa 2 Minuten anbraten, bis sie duften.

Die gewürfelte Paprika hinzufügen und etwa 5 Minuten braten, bis sie weich ist.

Die gekochte Quinoa in die Pfanne geben und gut vermischen. Mit Salz und Pfeffer abschmecken.

Die gebackenen Kürbishälften aus dem Ofen nehmen und mit der Quinoa-Paprika-Mischung füllen. Den zerbröckelten Feta-Käse darüber verteilen.

Die gefüllten Kürbishälften weitere 10-15 Minuten backen, bis der Käse geschmolzen ist und leicht gebräunt ist.

Die Cannabis - Gebackenen Kürbisse aus dem Ofen nehmen, mit gehackter Petersilie bestreuen und heiß servieren.

Portionen: 2

Cannabis - Tomaten-Mozzarella-Zucchini-Gratin

Das Brauchst Du

* 2 mittelgroße Zucchini
* 2 große Tomaten
* 200 g Mozzarella-Käse, in Scheiben geschnitten
* 2 Esslöffel Cannabis - Olivenöl
* 2 Knoblauchzehen, gehackt
* 2 Esslöffel gehackte frische Basilikumblätter
* Salz und Pfeffer nach Geschmack
* 2 Esslöffel geriebener Parmesan (optional)

So wird es gemacht

Den Backofen auf 200°C vorheizen.

Die Zucchini und Tomaten in dünne Scheiben schneiden.

Die Hälfte der Zucchinischeiben in einer Auflaufform verteilen, dann eine Schicht Tomatenscheiben darüber legen.

Die gehackten Knoblauchzehen über das Gemüse streuen und mit Cannabis - Olivenöl beträufeln.

Die Basilikumblätter darauf verteilen und mit Salz und Pfeffer würzen.

Eine Schicht Mozzarella-Käsescheiben darüber legen und den Vorgang mit einer weiteren Schicht Zucchini, Tomaten, Knoblauch, Olivenöl, Basilikum, Salz und Pfeffer wiederholen.

Optional den geriebenen Parmesan über die letzte Schicht Mozzarella streuen.

Das Gratin etwa 25-30 Minuten im vorgeheizten Ofen backen, bis der Käse geschmolzen ist und leicht gebräunt ist.

Aus dem Ofen nehmen und vor dem Servieren einige Minuten abkühlen lassen.

Portionen: 4

Cannabis - Gemüse-Paella mit Artischocken und Paprik

Das Brauchst Du

- 1 Tasse Paella-Reis
- 2 Tassen Gemüsebrühe
- 2 Esslöffel Cannabis - Olivenöl
- 1 Zwiebel, gehackt
- 2 Knoblauchzehen, gehackt
- 1 rote Paprika, in Streifen geschnitten
- 1 gelbe Paprika, in Streifen geschnitten
- 200 g Artischockenherzen, abgetropft und geviertelt
- 1 Teelöffel Paprikapulver
- 1 Teelöffel Safranfäden
- Salz und Pfeffer nach Geschmack
- Frische Petersilie zum Garnieren
- Zitronenspalten zum Servieren

So wird es gemacht

Den Paella-Reis gründlich abspülen. Die Gemüsebrühe in einem Topf zum Kochen bringen und den Reis hinzufügen. Die Hitze reduzieren, abdecken und etwa 15-20 Minuten köcheln lassen, bis der Reis gar ist und die Flüssigkeit aufgenommen hat.

In einer Paella-Pfanne oder einer großen Pfanne das Cannabis - Olivenöl erhitzen. Die gehackte Zwiebel und Knoblauch hinzufügen und etwa 2 Minuten anbraten, bis sie duften.

Die Paprikastreifen hinzufügen und etwa 5 Minuten braten, bis sie weich sind.

Die Artischockenherzen und Paprikapulver unterrühren. Die Safranfäden darüber streuen und mit Salz und Pfeffer würzen.

Den gekochten Reis zur Pfanne geben und gut vermischen, bis alles gleichmäßig kombiniert ist.

Die Cannabis - Gemüse-Paella etwa 5 Minuten köcheln lassen, damit sich die Aromen vermischen können.

Mit frischer Petersilie garnieren und mit Zitronenspalten servieren.

Portionen: 4

Cannabis - Kartoffel-Gemüse-Gratin mit Cheddar-Käse

Das Brauchst Du

* 4 große Kartoffeln, geschält und in dünne Scheiben geschnitten
* 1 Zwiebel, in dünne Ringe geschnitten
* 2 Tassen gemischtes Gemüse (z. B. Brokkoli, Karotten, Blumenkohl), in mundgerechte Stücke geschnitten
* 1 Tasse geriebener Cheddar-Käse
* 2 Esslöffel Cannabis - Olivenöl
* 2 Knoblauchzehen, gehackt
* 1 Tasse Milch
* 2 Esslöffel Mehl
* Salz und Pfeffer nach Geschmack
* Eine Prise Muskatnuss
* Frische Petersilie zum Garnieren

<u>So wird es gemacht</u>

Den Backofen auf 180°C vorheizen. Eine Auflaufform
einfetten.

Die Kartoffelscheiben in kochendem Wasser etwa 5 Minuten
vorkochen, dann abgießen und beiseite stellen.

Das Cannabis - Olivenöl in einer Pfanne erhitzen. Die
Zwiebelringe und das gemischte Gemüse hinzufügen und
etwa 5 Minuten anbraten, bis sie leicht gebräunt sind. Den
gehackten Knoblauch hinzufügen und eine weitere Minute
braten.

Die Milch langsam in die Pfanne gießen und das Mehl
einrühren, um eine cremige Sauce zu bilden. Mit Salz, Pfeffer
und Muskatnuss würzen.

Eine Schicht der vorgekochten Kartoffelscheiben in die
vorbereitete Auflaufform legen, dann eine Schicht des
Gemüse-Milch-Gemischs darauf verteilen. Wiederholen Sie
den Vorgang, bis alle Kartoffeln und das Gemüse verwendet
sind, wobei Sie mit einer Schicht Kartoffeln abschließen.

Den geriebenen Cheddar-Käse über die oberste Schicht
streuen.

Das Cannabis - Kartoffel-Gemüse-Gratin etwa 30-35 Minuten
backen, bis der Käse geschmolzen ist und die Oberseite
goldbraun ist.

Mit frischer Petersilie garnieren und vor dem Servieren etwas
abkühlen lassen.

Portionen: 4

Cannabis - Pilz-Ratatouille mit Polenta

Das Brauchst Du

* 2 Tassen Pilze (z. B. Champignons, Shiitake, Pfifferlinge), in Scheiben geschnitten
* 1 Zucchini, in Scheiben geschnitten
* 1 Aubergine, in Würfel geschnitten
* 1 rote Paprika, in Streifen geschnitten
* 1 gelbe Paprika, in Streifen geschnitten
* 1 Zwiebel, gehackt
* 2 Knoblauchzehen, gehackt
* 2 Esslöffel Cannabis - Olivenöl
* 2 Tassen passierte Tomaten
* 2 Esslöffel Tomatenmark
* 1 Teelöffel getrocknete italienische Kräuter
* Salz und Pfeffer nach Geschmack
* 1 Tasse Polenta
* 4 Tassen Gemüsebrühe
* 1/2 Tasse geriebener Parmesan
* Frische Basilikumblätter zum Garnieren

So wird es gemacht

Das Cannabis - Olivenöl in einer Pfanne erhitzen. Die gehackte Zwiebel und den Knoblauch hinzufügen und etwa 2 Minuten anbraten, bis sie duften.

Die Pilze, Zucchini, Aubergine und Paprika hinzufügen und etwa 5-7 Minuten braten, bis das Gemüse weich ist.

Die passierten Tomaten, Tomatenmark und getrockneten Kräuter unterrühren. Mit Salz und Pfeffer würzen und etwa 10 Minuten köcheln lassen, bis die Sauce eingedickt ist.

In der Zwischenzeit die Gemüsebrühe in einem Topf zum Kochen bringen. Die Polenta einrühren und unter ständigem Rühren etwa 5 Minuten kochen lassen, bis sie dick ist.

Den geriebenen Parmesan unter die Polenta rühren und vom Herd nehmen.

Das Cannabis - Pilz-Ratatouille auf Teller verteilen und mit der Polenta servieren.

Mit frischen Basilikumblättern garnieren und sofort servieren.

Portionen: 4

Cannabis - Butternusskürbis-Risotto mit gerösteten Walnüssen

Das Brauchst Du

* 1 Butternusskürbis, geschält, entkernt und in kleine Würfel geschnitten
* 2 Esslöffel Cannabis - Olivenöl
* 1 Zwiebel, fein gehackt
* 2 Knoblauchzehen, fein gehackt
* 1 Tasse Arborio-Reis
* 4 Tassen Gemüsebrühe
* 1/2 Tasse trockener Weißwein
* 1/4 Tasse geriebener Parmesan
* Salz und Pfeffer nach Geschmack
* Eine Prise Muskatnuss
* 1/2 Tasse gehackte Walnüsse, geröstet

<u>So wird es gemacht</u>

Den Backofen auf 200°C vorheizen. Die Butternusskürbiswürfel auf ein Backblech legen und mit 1 Esslöffel Cannabis - Olivenöl beträufeln. Mit Salz und Pfeffer würzen. Etwa 25-30 Minuten backen, bis der Kürbis weich und leicht gebräunt ist.

In einem Topf das restliche Cannabis - Olivenöl erhitzen. Die gehackte Zwiebel und den Knoblauch hinzufügen und etwa 3-4 Minuten anschwitzen, bis sie weich sind.

Den Arborio-Reis hinzufügen und unter ständigem Rühren etwa 2 Minuten braten, bis er leicht glasig ist.

Den trockenen Weißwein hinzufügen und umrühren, bis der Wein absorbiert ist.

Nach und nach die Gemüsebrühe hinzufügen, eine Kelle nach der anderen, und dabei regelmäßig umrühren. Den Reis köcheln lassen und die Brühe langsam aufnehmen, bevor die nächste Kelle hinzugefügt wird. Etwa 20-25 Minuten kochen, bis der Reis cremig und al dente ist.

Den geriebenen Parmesan und eine Prise Muskatnuss unterrühren. Mit Salz und Pfeffer abschmecken.

Das Cannabis - Butternusskürbis-Risotto auf Teller verteilen und mit den gerösteten Walnüssen bestreuen.

Sofort servieren.

Portionen: 4

Cannabis - Gemüse-Burritos mit Reis, Bohnen und Guacamole

Das Brauchst Du

✻ 4 große Vollkorn-Burrito-Tortillas
✻ 1 Tasse gekochter Reis
✻ 1 Dose schwarze Bohnen, abgetropft und gespült
✻ 1 rote Paprika, in Streifen geschnitten
✻ 1 gelbe Paprika, in Streifen geschnitten
✻ 1 Zwiebel, in dünnen Scheiben
✻ 1 Jalapeño, entkernt und gehackt
✻ 1 Teelöffel gemahlener Kreuzkümmel
✻ 1 Teelöffel Paprikapulver
✻ Salz und Pfeffer nach Geschmack
✻ 1 Avocado, zerdrückt
✻ Saft von 1 Limette
✻ Frischer Koriander zum Garnieren

So wird es gemacht

Die Vollkorn-Burrito-Tortillas leicht erwärmen, um sie flexibel
zu machen.

Den gekochten Reis, die schwarzen Bohnen, die rote und
gelbe Paprika, die Zwiebel und die gehackte Jalapeño in eine
große Schüssel geben. Den gemahlenen Kreuzkümmel, das
Paprikapulver, Salz und Pfeffer hinzufügen und gut
vermischen.

Die zerdrückte Avocado mit Limettensaft vermengen, um die
Guacamole zuzubereiten.

Jeweils eine Viertelportion der Reis-Bohnen-Mischung auf eine Tortilla geben, dann eine großzügige Portion Guacamole darauf verteilen.

Die Seiten der Tortilla einschlagen und dann von unten nach oben aufrollen, um den Burrito zu formen.

Die Cannabis - Gemüse-Burritos auf Teller verteilen, mit frischem Koriander garnieren und sofort servieren.

Portionen: 4

Hauptgerichte mit Fleisch und Cannabis -

Cannabis - Hühnchen-Curry mit Basmatireis

Das Brauchst Du

* 4 Hähnchenbrustfilets
* 2 Esslöffel Cannabis - Kokosöl
* 1 Zwiebel, gehackt
* 2 Knoblauchzehen, gehackt
* 1 Dose gewürfelte Tomaten
* 400 ml Kokosmilch
* 2 Esslöffel Currypaste
* Salz und Pfeffer nach Geschmack
* Gekochter Basmatireis zur Servieren

So wird es gemacht

Erhitze das Cannabis - Kokosöl in einer Pfanne und brate die Zwiebel und den Knoblauch an, bis sie weich sind.

Füge die Hähnchenbrustfilets hinzu und brate sie an, bis sie goldbraun sind.

Gib die Currypaste hinzu und brate sie kurz an.

Füge die gewürfelten Tomaten und die Kokosmilch hinzu und lasse alles köcheln, bis das Hähnchen durchgegart ist und die Sauce eingedickt ist.

Mit Salz und Pfeffer abschmecken und mit Basmatireis servieren.

Portionen: 4

Cannabis - Rinderfiletsteak mit Kartoffelgratin

Das Brauchst Du

- 4 Rinderfiletsteaks
- 2 Esslöffel Cannabis - Olivenöl
- Salz und Pfeffer nach Geschmack
- Für das Kartoffelgratin:
- 4 große Kartoffeln, geschält und in dünne Scheiben geschnitten
- 200 ml Cannabis - Sahne
- 100 ml Milch
- 2 Knoblauchzehen, gehackt
- 100 g geriebener Parmesan
- Salz und Pfeffer nach Geschmack

So wird es gemacht

Heize den Ofen auf 180°C vor.

Würze die Rinderfiletsteaks mit Salz und Pfeffer und brate sie in Cannabis - Olivenöl von beiden Seiten scharf an.

Übertrage die Steaks in eine Auflaufform und brate sie im Ofen weiter, bis sie die gewünschte Garstufe erreicht haben.

Für das Kartoffelgratin: Schichte die Kartoffelscheiben in eine Auflaufform. Mische Cannabis - Sahne, Milch, gehackten Knoblauch, Parmesan, Salz und Pfeffer und gieße die Mischung über die Kartoffeln.

Backe das Kartoffelgratin im Ofen, bis die Kartoffeln weich sind und die Oberseite goldbraun ist.

Serviere die Rinderfiletsteaks mit dem Kartoffelgratin.

Portionen: 4

Cannabis - Schweinekoteletts mit Apfel-Sellerie-Püree

Das Brauchst Du

- 4 Schweinekoteletts
- 2 Esslöffel Cannabis - Olivenöl
- Salz und Pfeffer nach Geschmack
- Für das Apfel-Sellerie-Püree:
- 2 Äpfel, geschält und gewürfelt
- 2 Selleriestangen, gehackt
- 2 Kartoffeln, geschält und gewürfelt
- 100 ml Cannabis - Sahne
- 50 g Butter
- Salz und Pfeffer nach Geschmack

So wird es gemacht

Würze die Schweinekoteletts mit Salz und Pfeffer.

Erhitze das Cannabis - Olivenöl in einer Pfanne und brate die Schweinekoteletts von beiden Seiten an, bis sie goldbraun sind und durchgegart sind.

Für das Apfel-Sellerie-Püree: Koche die Äpfel, Sellerie und Kartoffeln in leicht gesalzenem Wasser, bis sie weich sind. Abgießen und zerstampfen.

Füge Cannabis - Sahne, Butter, Salz und Pfeffer hinzu und verrühre alles zu einem cremigen Püree.

Serviere die Schweinekoteletts mit dem Apfel-Sellerie-Püree.

Portionen: 4

Cannabis - Lammkoteletts mit Rosmarin-Kartoffeln

Das Brauchst Du

- 8 Lammkoteletts
- 2 Esslöffel Cannabis - Olivenöl
- 2 Knoblauchzehen, gehackt
- 2 Zweige frischer Rosmarin, gehackt
- Salz und Pfeffer nach Geschmack
- Für die Rosmarin-Kartoffeln:
- 4 große Kartoffeln, in Spalten geschnitten
- 2 Esslöffel Cannabis - Olivenöl
- 1 Teelöffel getrockneter Rosmarin
- Salz und Pfeffer nach Geschmack

So wird es gemacht

Würze die Lammkoteletts mit Salz, Pfeffer, Knoblauch und gehacktem Rosmarin.

Erhitze das Cannabis - Olivenöl in einer Pfanne und brate die Lammkoteletts von beiden Seiten an, bis sie die gewünschte Garstufe erreicht haben.

Für die Rosmarin-Kartoffeln: Mische die Kartoffelspalten mit Cannabis - Olivenöl, getrocknetem Rosmarin, Salz und Pfeffer und verteile sie auf einem Backblech.

Backe die Kartoffeln im Ofen, bis sie knusprig und goldbraun sind.

Serviere die Lammkoteletts mit den Rosmarin-Kartoffeln.

Portionen: 4

Cannabis - Hackfleischbällchen in Tomatensauce mit Spaghetti

Das Brauchst Du

- ❇ 500 g Hackfleisch
- ❇ 2 Esslöffel Cannabis - Olivenöl
- ❇ 1 Zwiebel, gehackt
- ❇ 2 Knoblauchzehen, gehackt
- ❇ 1 Dose gehackte Tomaten
- ❇ 2 Esslöffel Tomatenmark
- ❇ 1 Teelöffel getrockneter Oregano
- ❇ Salz und Pfeffer nach Geschmack
- ❇ Gekochte Spaghetti zum Servieren

So wird es gemacht

Forme das Hackfleisch zu Hackbällchen.

Erhitze das Cannabis - Olivenöl in einer Pfanne und brate die Hackbällchen von allen Seiten an, bis sie goldbraun sind. Nimm sie aus der Pfanne und stelle sie beiseite.

In derselben Pfanne, brate die Zwiebel und den Knoblauch an, bis sie weich sind. Füge die gehackten Tomaten, das Tomatenmark und den Oregano hinzu. Lasse die Sauce köcheln und würze sie mit Salz und Pfeffer.

Gib die Hackbällchen zurück in die Pfanne und lasse sie in der Sauce gar werden.

Serviere die Hackbällchen und die Tomatensauce mit den gekochten Spaghetti.

Portionen: 4

Cannabis - Hähnchen-Taco-Bowl mit Avocado-Creme

Das Brauchst Du

- 4 Hähnchenbrustfilets, in Streifen geschnitten
- 2 Esslöffel Cannabis - Olivenöl
- 1 Teelöffel Chilipulver
- 1 Teelöffel Kreuzkümmel
- 1 Teelöffel Knoblauchpulver
- Salz und Pfeffer nach Geschmack
- 2 Tassen gekochter Reis
- 1 Dose schwarze Bohnen, abgetropft und gespült
- 1 Tasse Maiskörner
- 1 Avocado, zerdrückt
- 1 Esslöffel Limettensaft
- Salz und Pfeffer nach Geschmack
- Frischer Koriander zum Garnieren

So wird es gemacht

Würze die Hähnchenbruststreifen mit Chilipulver, Kreuzkümmel, Knoblauchpulver, Salz und Pfeffer.

Erhitze das Cannabis - Olivenöl in einer Pfanne und brate die Hähnchenstreifen an, bis sie durchgegart und goldbraun sind.

In einer Schüssel den gekochten Reis, die schwarzen Bohnen und die Maiskörner vermischen.

Für die Avocado-Creme die zerdrückte Avocado mit Limettensaft, Salz und Pfeffer vermischen.

Teile den Reis-Bohnen-Mais-Mix auf Schalen auf, gib die gebratenen Hähnchenstreifen darauf und garniere mit der Avocado-Creme und frischem Koriander.

Portionen: 4

Cannabis - Rinderbraten mit Rotweinsoße und Kartoffelpüree

Das Brauchst Du

- 1 kg Rinderbraten
- 2 Esslöffel Cannabis - Olivenöl
- 2 Zwiebeln, gehackt
- 3 Knoblauchzehen, gehackt
- 2 Karotten, in Scheiben geschnitten
- 2 Stangen Sellerie, gehackt
- 500 ml Rinderbrühe
- 250 ml Rotwein
- 2 Esslöffel Tomatenmark
- 1 Esslöffel Worcestersauce
- Salz und Pfeffer nach Geschmack

Für das Kartoffelpüree:

- 1 kg Kartoffeln, geschält und in Stücke geschnitten
- 100 ml Cannabis - Milch
- 50 g Butter
- Salz und Pfeffer nach Geschmack

So wird es gemacht

Heize den Ofen auf 160°C vor.

Würze den Rinderbraten mit Salz und Pfeffer. Erhitze das Cannabis - Olivenöl in einem Bräter und brate den Rinderbraten von allen Seiten an, bis er rundherum goldbraun ist. Nimm ihn aus dem Bräter und stelle ihn beiseite.

In derselben Pfanne, brate die Zwiebeln, den Knoblauch, die Karotten und den Sellerie an, bis sie weich sind.

Füge den Rinderbraten zurück in den Bräter und gib die Rinderbrühe, den Rotwein, das Tomatenmark und die Worcestersauce hinzu.

Decke den Bräter mit einem Deckel ab und koche den Braten im Ofen für ca. 3 Stunden, bis er zart ist.

Für das Kartoffelpüree: Koche die Kartoffeln in leicht gesalzenem Wasser, bis sie weich sind. Abgießen und zerstampfen. Füge Cannabis - Milch, Butter, Salz und Pfeffer hinzu und verrühre alles zu einem cremigen Püree.

Serviere den Rinderbraten mit der Rotweinsoße und dem Kartoffelpüree.

Portionen: 6

Cannabis - Lamm-Curry mit Naan-Brot

Das Brauchst Du

* 500 g Lammfleisch, gewürfelt
* 2 Esslöffel Cannabis - Olivenöl
* 2 Zwiebeln, gehackt
* 3 Knoblauchzehen, gehackt
* 1 Esslöffel Ingwer, gerieben
* 2 Esslöffel Currypaste
* 400 ml Kokosmilch
* 2 Tomaten, gewürfelt
* 2 Kartoffeln, geschält und gewürfelt
* Salz und Pfeffer nach Geschmack
* Frischer Koriander zum Garnieren
* Naan-Brot zum Servieren

<u>So wird es gemacht</u>

Erhitze das Cannabis - Olivenöl in einem Topf und brate die Zwiebeln, den Knoblauch und den Ingwer an, bis sie weich sind.

Füge das Lammfleisch hinzu und brate es an, bis es rundherum braun ist.

Gib die Currypaste dazu und brate sie kurz an, bis sie duftet.

Gieße die Kokosmilch in den Topf und rühre gut um.

Füge die gewürfelten Tomaten und Kartoffeln hinzu und lasse alles köcheln, bis das Fleisch zart und die Kartoffeln gar sind.

Würze das Curry mit Salz und Pfeffer nach Geschmack.

Serviere das Cannabis - Lamm-Curry mit Naan-Brot und garniere es mit frischem Koriander.

Portionen: 4

Cannabis - Schweinefleisch-Rippchen mit BBQ-Soße und Cole Slaw

Das Brauchst Du

- 🍁 1 kg Schweinerippchen
- 🍁 2 Esslöffel Cannabis - Olivenöl
- 🍁 1 Tasse BBQ-Soße
- 🍁 2 Esslöffel brauner Zucker
- 🍁 1 Esslöffel Worcestersauce
- 🍁 1 Teelöffel geräuchertes Paprikapulver
- 🍁 1 Teelöffel Knoblauchpulver
- 🍁 1 Teelöffel Zwiebelpulver
- 🍁 Salz und Pfeffer nach Geschmack

Für den Cole Slaw:

- 🍁 1/2 Weißkohl, fein gehackt
- 🍁 2 Karotten, geraspelt
- 🍁 1/4 Tasse Mayonnaise
- 🍁 2 Esslöffel Cannabis - Olivenöl
- 🍁 1 Esslöffel Apfelessig
- 🍁 1 Teelöffel Zucker
- 🍁 Salz und Pfeffer nach Geschmack

So wird es gemacht

Heize den Ofen auf 160°C vor.

Würze die Schweinerippchen mit Salz und Pfeffer. Brate sie in einer Pfanne mit Cannabis - Olivenöl von beiden Seiten an, bis sie goldbraun sind.

In einer Schüssel die BBQ-Soße mit braunem Zucker, Worcestersauce, geräuchertem Paprikapulver, Knoblauchpulver und Zwiebelpulver vermischen.

Die Schweinerippchen mit der BBQ-Soße bestreichen und in einer Auflaufform im Ofen für ca. 1,5 Stunden backen, bis sie zart sind.

Für den Cole Slaw den gehackten Weißkohl und die geraspelten Karotten in einer Schüssel vermengen.

In einer separaten Schüssel Mayonnaise, Cannabis - Olivenöl, Apfelessig, Zucker, Salz und Pfeffer verrühren. Über den Kohl und die Karotten gießen und gut vermischen.

Die Cannabis - Schweinerippchen mit BBQ-Soße mit Cole Slaw servieren.

Portionen: 4

Cannabis - Hühnchen-Parmesan mit Spaghetti

Das Brauchst Du

- 4 Hühnchenbrustfilets
- 2 Eier
- 1 Tasse Paniermehl
- 1/2 Tasse geriebener Parmesan
- 2 Esslöffel Cannabis - Olivenöl
- 2 Tassen Marinara-Soße
- 200 g Mozzarella-Käse, in Scheiben geschnitten
- 300 g Spaghetti
- Frischer Basilikum zum Garnieren
- Salz und Pfeffer nach Geschmack

<u>So wird es gemacht</u>

Heize den Ofen auf 200°C vor.

Die Hühnchenbrustfilets zwischen Frischhaltefolie legen und mit einem Fleischklopfer flach klopfen.

Die Eier in einer flachen Schüssel verquirlen. In einer anderen flachen Schüssel das Paniermehl mit geriebenem Parmesan vermischen.

Die Hühnchenbrustfilets zuerst in den verquirlten Eiern und dann in der Paniermehl-Parmesan-Mischung wenden, um sie zu panieren.

Das Cannabis - Olivenöl in einer Pfanne erhitzen und die panierten Hühnchenbrustfilets von beiden Seiten goldbraun braten.

Eine Auflaufform mit Marinara-Soße auslegen. Die gebratenen Hühnchenbrustfilets darauf legen und mit Mozzarella-Scheiben bedecken.

Die Form in den vorgeheizten Ofen geben und etwa 15 Minuten backen, bis der Käse geschmolzen und leicht gebräunt ist.

Währenddessen die Spaghetti nach Packungsanweisung kochen.

Die Cannabis - Hühnchen-Parmesan mit Spaghetti servieren und mit frischem Basilikum garnieren.

Portionen: 4

Cannabis - Rinder-Burger mit Zwiebelmarmelade und Blauschimmelkäse

Das Brauchst Du

* 500 g Rinderhackfleisch
* 4 Burger-Brötchen
* 100 g Blauschimmelkäse
* 2 Esslöffel Cannabis - Olivenöl
* Salz und Pfeffer nach Geschmack
* Für die Zwiebelmarmelade:
* 2 große Zwiebeln, in dünne Ringe geschnitten
* 2 Esslöffel Cannabis - Olivenöl
* 2 Esslöffel brauner Zucker
* 2 Esslöffel Balsamico-Essig
* Salz und Pfeffer nach Geschmack

So wird es gemacht

Für die Zwiebelmarmelade das Cannabis - Olivenöl in einer Pfanne erhitzen und die Zwiebelringe hinzufügen.

Bei mittlerer Hitze karamellisieren lassen, dann den braunen Zucker und Balsamico-Essig hinzufügen.

Unter ständigem Rühren köcheln lassen, bis die Zwiebeln weich und die Flüssigkeit eingedickt ist. Mit Salz und Pfeffer abschmecken.

Das Rinderhackfleisch mit Salz und Pfeffer würzen und zu vier Burger-Patties formen.

Eine Grillpfanne mit Cannabis - Olivenöl erhitzen und die Burger-Patties darin von beiden Seiten braten, bis sie die gewünschte Garstufe erreicht haben.

Die Burger-Brötchen halbieren und leicht toasten.

Auf die untere Hälfte jedes Brötchens einen Burger-Patty legen, darauf etwas Zwiebelmarmelade und einen Klecks Blauschimmelkäse geben.

Die Cannabis - Rinder-Burger mit Zwiebelmarmelade und Blauschimmelkäse mit den oberen Brötchenhälften abdecken und servieren.

Portionen: 4

Cannabis - Schweinelende mit Feigen-Balsamico-Glasur und grünem Spargel

Das Brauchst Du

- 4 Schweinelendensteaks
- 2 Esslöffel Cannabis - Olivenöl
- Salz und Pfeffer nach Geschmack
- Für die Feigen-Balsamico-Glasur:
- 1 Tasse Feigenmarmelade
- 2 Esslöffel Balsamico-Essig
- 1 Esslöffel Honig
- Salz und Pfeffer nach Geschmack
- 500 g grüner Spargel, Enden abgeschnitten
- 2 Esslöffel Cannabis - Olivenöl
- 2 Knoblauchzehen, gehackt
- Frische Petersilie zum Garnieren

<u>So wird es gemacht</u>

Heize den Ofen auf 200°C vor.

Die Schweinelendensteaks mit Cannabis - Olivenöl einreiben und mit Salz und Pfeffer würzen.

Die Steaks auf ein Backblech legen und für ca. 20-25 Minuten backen, bis sie durchgegart sind.

In der Zwischenzeit die Feigenmarmelade, Balsamico-Essig und Honig in einem kleinen Topf vermengen. Unter ständigem Rühren bei mittlerer Hitze köcheln lassen, bis die Glasur eingedickt ist. Mit Salz und Pfeffer abschmecken.

Den grünen Spargel auf ein Backblech legen und mit Cannabis - Olivenöl beträufeln. Den gehackten Knoblauch darüber streuen.

Den Spargel im Ofen etwa 15-20 Minuten backen, bis er zart ist und an den Rändern leicht gebräunt ist.

Die gebackenen Schweinelendensteaks mit der Feigen-Balsamico-Glasur beträufeln und mit dem Cannabis - grünen Spargel servieren. Mit frischer Petersilie garnieren.

Portionen: 4

Cannabis - Gebackenes Hähnchen mit Süßkartoffelstampf

Das Brauchst Du

- 4 Hähnchenbrustfilets
- 2 Esslöffel Cannabis - Olivenöl
- 2 Süßkartoffeln, geschält und gewürfelt
- 2 Esslöffel Butter
- 1/4 Tasse Milch
- Salz und Pfeffer nach Geschmack
- Frischer Schnittlauch zum Garnieren

So wird es gemacht

Heize den Ofen auf 200°C vor.

Die Hähnchenbrustfilets mit Cannabis - Olivenöl einreiben und mit Salz und Pfeffer würzen.

Die Hähnchenbrustfilets auf ein Backblech legen und für ca. 25-30 Minuten backen, bis sie durchgegart sind.

In der Zwischenzeit die Süßkartoffeln in einem Topf mit Wasser zum Kochen bringen und etwa 15 Minuten kochen, bis sie weich sind.

Die gekochten Süßkartoffeln abgießen und in eine Schüssel geben. Die Butter und Milch hinzufügen und zu einem cremigen Stampf zerdrücken.

Den Süßkartoffelstampf mit Salz und Pfeffer abschmecken und mit frischem Schnittlauch garnieren.

Die gebackenen Hähnchenbrustfilets mit dem Cannabis - Süßkartoffelstampf servieren.

Portionen: 4

Cannabis - Rinder-Gulasch mit Nudeln:

Das Brauchst Du

- ❉ 500 g Rindergulasch
- ❉ 2 Esslöffel Cannabis - Olivenöl
- ❉ 2 Zwiebeln, gehackt
- ❉ 2 Karotten, geschält und in Scheiben geschnitten
- ❉ 2 Knoblauchzehen, gehackt
- ❉ 2 Esslöffel Tomatenmark
- ❉ 400 ml Rinderbrühe
- ❉ 1 Teelöffel Paprikapulver
- ❉ 1 Teelöffel getrockneter Thymian
- ❉ 200 g Nudeln nach Wahl
- ❉ Salz und Pfeffer nach Geschmack
- ❉ Frischer Petersilie zum Garnieren

So wird es gemacht

Das Cannabis - Olivenöl in einem großen Topf erhitzen. Die Zwiebeln, Karotten und Knoblauch hinzufügen und anbraten, bis sie weich sind.

Das Rindergulasch dazugeben und rundherum anbraten, bis es braun ist.

Das Tomatenmark, Paprikapulver und getrockneten Thymian hinzufügen und alles gut vermengen.

Die Rinderbrühe dazugießen und das Gulasch bei schwacher Hitze etwa 1,5 Stunden köcheln lassen, bis das Fleisch zart ist.

In der Zwischenzeit die Nudeln nach Packungsanweisung kochen, bis sie al dente sind.

Das Cannabis - Rinder-Gulasch mit den gekochten Nudeln servieren und mit frischer Petersilie garnieren.

Portionen: 4

Cannabis - Hühnchen-Fajitas mit Paprika, Zwiebeln und Guacamole

Das Brauchst Du

- 4 Hühnchenbrustfilets, in Streifen geschnitten
- 2 Esslöffel Cannabis - Olivenöl
- Saft von 2 Limetten
- 2 Teelöffel Chili-Pulver
- 2 Teelöffel gemahlener Kreuzkümmel
- 2 Knoblauchzehen, gehackt
- Salz und Pfeffer nach Geschmack
- 2 rote Paprikaschoten, in Streifen geschnitten
- 2 gelbe Paprikaschoten, in Streifen geschnitten
- 2 Zwiebeln, in Streifen geschnitten
- 8 Maistortillas
- Für die Guacamole:
- 2 reife Avocados
- Saft von 1 Limette
- 1 Knoblauchzehe, gehackt
- 1 Tomate, gewürfelt
- 1/4 Tasse gehackte frische Korianderblätter
- Salz und Pfeffer nach Geschmack

So wird es gemacht

Die Hühnchenbruststreifen mit Cannabis - Olivenöl, Limettensaft, Chili-Pulver, gemahlenem Kreuzkümmel, gehacktem Knoblauch, Salz und Pfeffer marinieren und etwa 30 Minuten ziehen lassen.

Eine Pfanne oder Grillpfanne mit etwas Cannabis - Olivenöl erhitzen. Die marinierten Hühnchenstreifen darin anbraten, bis sie durchgegart und leicht gebräunt sind. Beiseite stellen.

In derselben Pfanne die Paprika- und Zwiebelstreifen anbraten, bis sie weich und leicht gebräunt sind. Mit Salz und Pfeffer würzen.

Für die Guacamole die Avocados halbieren und den Kern entfernen. Das Fruchtfleisch mit einem Löffel herausnehmen und in eine Schüssel geben. Mit einer Gabel zerdrücken.

Den Limettensaft, gehackten Knoblauch, gewürfelte Tomate und gehackten Koriander zur Avocado geben und gut vermischen. Mit Salz und Pfeffer abschmecken.

Die Maistortillas nach Packungsanweisung erwärmen.

Die Cannabis - Hühnchenstreifen, Paprika-Zwiebel-Mischung und Guacamole auf den warmen Tortillas verteilen. Die Fajitas zusammenrollen und servieren.

Portionen: 4

Süßspeisen und Desserts

Cannabis - Blaubeer-Pfannkuchen

Das Brauchst Du

- ❋ 1 Tasse Mehl
- ❋ 2 EL Zucker
- ❋ 1 TL Backpulver
- ❋ Prise Salz
- ❋ 1 Ei
- ❋ 1 Tasse Milch
- ❋ 2 EL Cannabis - Butter, geschmolzen
- ❋ 1 Tasse frische Blaubeeren

So wird es gemacht

In einer Schüssel Mehl, Zucker, Backpulver und Salz vermischen.

In einer anderen Schüssel das Ei, die Milch und die geschmolzene Cannabis - Butter vermengen.

Die trockenen Zutaten zu den feuchten Zutaten geben und alles gut vermischen, bis ein glatter Teig entsteht.

Die Blaubeeren vorsichtig unter den Teig heben.

Etwas Butter in einer Pfanne erhitzen und den Teig portionsweise zu Pfannkuchen ausbacken, bis sie goldbraun sind.

Die Cannabis - Blaubeer-Pfannkuchen mit Ahornsirup oder Honig servieren.

Welches dieser süßen Rezepte möchtest du als nächstes ausprobieren?

Cannabis - Müsliriegel:

Das Brauchst Du

* 1 Tasse Haferflocken
* 1/2 Tasse Mandeln, grob gehackt
* 1/4 Tasse getrocknete Cranberries oder Rosinen
* 1/4 Tasse Cannabis - Honig
* 1/4 Tasse Erdnussbutter
* 1 Teelöffel Vanilleextrakt
* Eine Prise Salz

So wird es gemacht

Alle Zutaten in einer großen Schüssel vermischen, bis sie gut kombiniert sind.

Die Mischung in eine mit Backpapier ausgekleidete Backform geben und gleichmäßig verteilen.

Die Müsliriegelmasse fest andrücken, um eine gleichmäßige Dicke zu gewährleisten.

Die Form für mindestens 2 Stunden in den Kühlschrank stellen, bis die Riegel fest sind.

Die Müsliriegel aus der Form nehmen und in gleichmäßige Stücke schneiden.

In einem luftdichten Behälter aufbewahren und bei Bedarf genießen.

Portionen: Abhängig von der Größe der Riegel, etwa 8-10 Riegel

Ich hoffe, diese Rezepte bringen Freude und Genuss in Ihre Küche! Denken Sie daran, die Dosierung angemessen zu halten und die Rezepte nach Ihren Vorlieben anzupassen. Viel Spaß beim Kochen und Backen!

Cannabis - Zitronenriegel:

Das Brauchst Du

* 200 g Mehl
* 100 g Zucker
* 120 g Cannabis - Butter
* 2 Eier
* 1 TL Backpulver
* Abrieb und Saft von 2 Zitronen
* Puderzucker zum Bestreuen

So wird es gemacht

Heize den Ofen auf 180°C vor und fette eine Backform ein.

In einer Schüssel Mehl, Zucker, Cannabis - Butter, Eier, Backpulver, Zitronenabrieb und -saft zu einem Teig vermischen.

Den Teig in die Backform geben und glatt streichen.

Für ca. 20-25 Minuten backen, bis die Ränder goldbraun sind.

Die Zitronenriegel abkühlen lassen, in Quadrate schneiden und mit Puderzucker bestreuen.

Cannabis - Chocolate Chip Cookies

Das Brauchst Du

- 200 g Cannabis - Butter, weich
- 200 g brauner Zucker
- 100 g weißer Zucker
- 2 Eier
- 1 TL Vanilleextrakt
- 300 g Mehl
- 1 TL Backpulver
- 1 TL Salz
- 200 g Schokoladenstückchen

So wird es gemacht

Den Backofen auf 180°C vorheizen und ein Backblech mit Backpapier auslegen.

Die Cannabis - Butter und beide Zuckersorten in einer Schüssel cremig rühren.

Die Eier nacheinander unterrühren und anschließend den Vanilleextrakt hinzufügen.

In einer separaten Schüssel das Mehl, Backpulver und Salz vermischen und nach und nach zur Butter-Zucker-Mischung geben.

Die Schokoladenstückchen unter den Teig heben, bis sie gleichmäßig verteilt sind.

Mit einem Esslöffel kleine Teigportionen auf das vorbereitete Backblech setzen, dabei genügend Abstand zwischen den Cookies lassen, da sie beim Backen auseinanderlaufen.

Die Cookies für etwa 10-12 Minuten backen, bis sie goldbraun sind.

Die Cookies aus dem Ofen nehmen und auf dem Backblech etwa 5 Minuten abkühlen lassen, bevor du sie auf ein Kuchengitter gibst, um sie vollständig auskühlen zu lassen.

Cannabis - Fruchtsalat

Das Brauchst Du

* Eine Auswahl an frischem Obst (z. B. Erdbeeren, Blaubeeren, Ananas, Trauben)
* Cannabis - Honig oder Cannabis - Dressing

So wird es gemacht

Das Obst waschen, schälen und schneiden.

In einer Schüssel das geschnittene Obst vermischen.

Mit Cannabis - Honig oder Dressing beträufeln und vorsichtig mischen.

Vor dem Servieren im Kühlschrank kalt stellen und genießen!

Möchtest du weitere Rezepte oder Anpassungen für diese Rezepte?

Cannabis - Bienenstich

Das Brauchst Du

- 250 g Mehl
- 100 g Zucker
- 125 g Butter
- 1 Ei
- 1 TL Backpulver
- 50 ml Milch
- 100 g Mandelblättchen
- 150 g Honig
- 2 EL Cannabis - Butter
- 100 g Sahne
- Vanilleextrakt

So wird es gemacht

Für den Teig Mehl, Zucker, Butter, Ei, Backpulver und Milch zu einem glatten Teig verrühren.

Den Teig auf ein gefettetes Backblech streichen.

Die Mandelblättchen auf dem Teig verteilen und leicht eindrücken.

Bei 180°C etwa 20 Minuten backen, bis der Teig goldbraun ist.

Für die Füllung Honig, Cannabis - Butter, Sahne und Vanilleextrakt erwärmen und verrühren.

Die warme Füllung auf den gebackenen Teig streichen und abkühlen lassen.

In Stücke schneiden und servieren.

Cannabis - Vanillepudding

Das Brauchst Du

* 500 ml Milch
* 50 g Zucker
* 2 EL Speisestärke
* 1 Vanilleschote
* 2 Eigelb
* 2 EL Cannabis - Butter

So wird es gemacht

Die Vanilleschote der Länge nach aufschneiden und das Mark herauskratzen.

Milch, Zucker, Vanillemark und -schote in einem Topf erhitzen.

Eigelb und Speisestärke in einer Schüssel verrühren.

Die heiße Milch langsam zur Eigelb-Mischung gießen und dabei ständig rühren.

Die Mischung zurück in den Topf geben und unter Rühren aufkochen lassen, bis sie eindickt.

Die Cannabis - Butter unterrühren, bis sie geschmolzen ist.

Den Pudding in Schälchen füllen, abkühlen lassen und im Kühlschrank fest werden lassen.

Vor dem Servieren nach Belieben mit Früchten oder Schokoladensauce garnieren.

Cannabis - Schokoladenfondue

Das Brauchst Du

200 g dunkle Schokolade

100 ml Sahne

2 EL Cannabis - Butter

Frisches Obst (z. B. Erdbeeren, Bananen, Äpfel)

Marshmallows

Biskuitstangen

So wird es gemacht

Die Schokolade grob hacken und zusammen mit der Sahne in einem Topf schmelzen lassen.

Die Cannabis - Butter unterrühren, bis sie geschmolzen ist.

Das Schokoladenfondue in einen Fonduetopf oder eine Schüssel geben und warmhalten.

Das frische Obst, die Marshmallows und die Biskuitstangen in Stücke schneiden.

Die verschiedenen Leckereien in das Schokoladenfondue tauchen und genießen!

Cannabis - Kokosmakronen

Das Brauchst Du

* 200 g Kokosraspeln
* 100 g Zucker
* 2 Eiweiß
* 2 EL Cannabis - Kokosöl
* 1 TL Vanilleextrakt
* Eine Prise Salz

So wird es gemacht

Den Backofen auf 160°C vorheizen und ein Backblech mit Backpapier auslegen.

Kokosraspeln, Zucker, Eiweiß, Cannabis - Kokosöl, Vanilleextrakt und Salz in einer Schüssel vermengen, bis eine klebrige Masse entsteht.

Mit einem Löffel kleine Portionen der Masse auf das Backblech setzen.

Die Kokosmakronen für etwa 15-20 Minuten backen, bis sie goldbraun sind.

Aus dem Ofen nehmen und vollständig abkühlen lassen, bevor du sie genießt.

Cannabis - Karamelläpfel

Das Brauchst Du

* 🌿 6 Äpfel
* 🌿 200 g Zucker
* 🌿 100 g Butter
* 🌿 80 ml Cannabis - Sahne
* 🌿 1 TL Vanilleextrakt
* 🌿 Holzstäbchen

So wird es gemacht

Die Äpfel waschen, trocknen und die Stiele entfernen. Die Holzstäbchen in die Äpfel stecken.

Zucker in einem Topf schmelzen, bis er goldbraun karamellisiert.

Die Butter vorsichtig unterrühren, bis sie geschmolzen ist.

Die Cannabis - Sahne und den Vanilleextrakt hinzufügen und gut vermischen.

Die Äpfel in das Karamell tauchen, um sie zu überziehen, und auf Backpapier oder Silikonmatten abkühlen lassen.

Cannabis - Oreo-Trüffel

Das Brauchst Du

* 250 g Oreos
* 100 g Frischkäse
* 100 g geschmolzene Schokolade
* 1 TL Vanilleextrakt
* Cannabis - Puderzucker zum Bestäuben (optional)

So wird es gemacht

Die Oreos fein zerkrümeln, entweder in einem Mixer oder indem du sie in einen Plastikbeutel gibst und mit einem Nudelholz zerkleinerst.

Den Frischkäse und Vanilleextrakt hinzufügen und gut vermischen, bis eine homogene Masse entsteht.

Kleine Kugeln aus der Oreo-Mischung formen und auf ein mit Backpapier ausgelegtes Blech legen.

Die geschmolzene Schokolade über die Oreo-Kugeln gießen und gleichmäßig verteilen.

Die Oreo-Trüffel für ca. 30 Minuten im Kühlschrank fest werden lassen.

Nach Belieben mit Cannabis - Puderzucker bestäuben und servieren.

Cannabis - Eiscreme:

Das Brauchst Du

- ❁ 500 ml Cannabis - Sahne
- ❁ 200 ml Cannabis - Pflanzenmilch
- ❁ 150 g Zucker
- ❁ 1 TL Vanilleextrakt
- ❁ Optional: Zutaten nach Wahl für verschiedene Geschmacksrichtungen (z. B. Schokoladenstückchen, Früchte, Nüsse)

So wird es gemacht

Alle Zutaten in eine Schüssel geben und gut verrühren, bis der Zucker vollständig aufgelöst ist.

Die Mischung in eine Eismaschine geben und nach den Anweisungen des Herstellers zu Eiscreme verarbeiten.

Wenn die Eiscreme die gewünschte Konsistenz erreicht hat, kannst du nach Belieben weitere Zutaten wie Schokoladenstückchen, Früchte oder Nüsse hinzufügen.

Die Eiscreme in einen Behälter umfüllen und für mindestens 4 Stunden einfrieren, bis sie fest ist.

Vor dem Servieren kurz antauen lassen und dann genießen.

Welches Rezept möchtest du als nächstes ausprobieren?

Cannabis - Schokoladenmousse

Das Brauchst Du

* 200 g dunkle Schokolade
* 3 Eier, getrennt
* 50 g Zucker
* 1 TL Vanilleextrakt
* 100 ml Cannabis - Sahne

So wird es gemacht

Die Schokolade in Stücke brechen und über einem Wasserbad schmelzen, bis sie glatt und geschmolzen ist. Dann beiseite stellen und abkühlen lassen.

Die Eigelbe mit dem Zucker und Vanilleextrakt in einer Schüssel verrühren, bis die Mischung hellgelb und cremig wird.

Die geschmolzene Schokolade zur Eigelb-Mischung geben und gut vermengen.

Die Cannabis - Sahne steif schlagen und vorsichtig unter die Schokoladenmasse heben, bis alles gut kombiniert ist.

Die Eiweiße steif schlagen und vorsichtig unter die Schokoladenmischung heben, bis alles gleichmäßig verteilt ist.

Die Schokoladenmousse in Gläser oder Schalen füllen und für mindestens 2 Stunden im Kühlschrank kalt stellen, bis sie fest geworden ist.

Vor dem Servieren nach Belieben mit Schokoladenraspeln oder frischen Früchten garnieren.

Cannabis - Kürbiskuchen

Das Brauchst Du

* 🌿 300 g Kürbispüree
* 🌿 200 g Zucker
* 🌿 100 ml Cannabis - Pflanzenmilch (z. B. Mandel- oder Kokosmilch)
* 🌿 2 Eier
* 🌿 120 ml Cannabis - Pflanzenöl (z. B. Kokos- oder Rapsöl)
* 🌿 250 g Mehl
* 🌿 2 TL Backpulver
* 🌿 1 TL Zimt
* 🌿 1/2 TL Ingwerpulver
* 🌿 Eine Prise Salz

So wird es gemacht

Den Backofen auf 180°C vorheizen und eine Kuchenform einfetten und mehlen.

In einer Schüssel das Kürbispüree, Zucker, Cannabis - Pflanzenmilch, Eier und Cannabis - Pflanzenöl vermischen, bis alles gut kombiniert ist.

Das Mehl, Backpulver, Zimt, Ingwerpulver und Salz hinzufügen und vorsichtig unterrühren, bis ein glatter Teig entsteht.

Den Teig in die vorbereitete Kuchenform geben und glattstreichen.

Den Kuchen für ca. 45-50 Minuten backen, bis er goldbraun ist und ein Zahnstocher sauber herauskommt, wenn man ihn in die Mitte des Kuchens steckt.

Aus dem Ofen nehmen und vollständig abkühlen lassen, bevor du ihn servierst.

Cannabis - Cheesecake

Das Brauchst Du

- 300 g Frischkäse
- 100 g Zucker
- 2 Eier
- 2 EL Cannabis - Butter
- 1 TL Vanilleextrakt
- 1 EL Zitronensaft
- 200 g Kekskrümel für die Kruste
- Frische Früchte zum Garnieren

So wird es gemacht

Heize den Ofen auf 160°C vor und fette eine Springform ein.

Vermische die Kekskrümel mit der geschmolzenen Cannabis - Butter und drücke sie in den Boden der Springform.

In einer Schüssel den Frischkäse, Zucker, Eier, Vanilleextrakt und Zitronensaft glatt rühren.

Die Mischung auf den Keksboden geben und glatt streichen.

Backe den Cheesecake für 45-50 Minuten, bis er leicht goldbraun ist.

Lass ihn abkühlen und stelle ihn dann für mindestens 4 Stunden in den Kühlschrank.

Vor dem Servieren mit frischen Früchten garnieren und genießen!

Cannabis - Erdbeer-Cheesecake

Das Brauchst Du

- 🌿 200 g Erdbeeren, halbiert
- 🌿 250 g Frischkäse
- 🌿 100 g Zucker
- 🌿 1 Ei
- 🌿 1 TL Vanilleextrakt
- 🌿 50 g Cannabis - Butter, geschmolzen
- 🌿 150 g Kekse (z.B. Vollkornbutterkekse), zerbröselt
- 🌿 Frische Minze zum Garnieren

So wird es gemacht

Den Backofen auf 180°C vorheizen und eine Springform mit
Backpapier auslegen.

Die Kekskrümel mit der geschmolzenen Cannabis - Butter
vermengen und auf dem Boden der Springform festdrücken.
Für 10 Minuten im Kühlschrank ruhen lassen.

Währenddessen den Frischkäse, Zucker, Ei und Vanilleextrakt
mit einem Mixer cremig schlagen.

Die Erdbeerhälften gleichmäßig auf dem Keksboden verteilen
und die Frischkäsemasse darüber gießen.

Den Erdbeer-Cheesecake für 40-45 Minuten backen, bis die
Oberfläche leicht goldbraun ist.

Den Cheesecake aus dem Ofen nehmen und abkühlen
lassen. Vor dem Servieren mit frischer Minze garnieren.

Cannabis - Kürbiskuchen

Das Brauchst Du

- 400 g Kürbispüree
- 200 g Zucker
- 100 ml Cannabis - Öl
- 3 Eier
- 200 g Mehl
- 1 TL Backpulver
- 1 TL Zimt
- Eine Prise Salz
- Optional: Puderzucker zum Bestäuben

So wird es gemacht

Den Ofen auf 180°C vorheizen und eine Kuchenform einfetten und mit Mehl bestäuben.

In einer großen Schüssel das Cannabis - Öl mit Zucker vermischen. Die Eier hinzufügen und gut verrühren.

Das Kürbispüree unterrühren, bis alles gut vermengt ist.

In einer separaten Schüssel Mehl, Backpulver, Zimt und Salz vermischen. Die trockenen Zutaten zur Kürbismischung geben und vorsichtig unterheben, bis ein gleichmäßiger Teig entsteht.

Den Teig in die vorbereitete Backform geben und glattstreichen.

Den Kürbiskuchen für ca. 45-50 Minuten backen, bis er goldbraun und durchgebacken ist.

Aus dem Ofen nehmen und vollständig abkühlen lassen, bevor du ihn aus der Form löst.

Nach Belieben mit Puderzucker bestäuben und servieren.

Cannabis - Apfel-Crumble

Das Brauchst Du

- 4 Äpfel, geschält, entkernt und in Scheiben geschnitten
- 50 g brauner Zucker
- 1 TL Zimt
- Saft einer Zitrone
- 100 g Mehl
- 50 g Haferflocken
- 50 g Cannabis - Butter, kalt und in kleine Stücke geschnitten
- 50 g Zucker

So wird es gemacht

Den Backofen auf 180°C vorheizen und eine Auflaufform einfetten.

Die Apfelscheiben in eine Schüssel geben und mit dem braunen Zucker, Zimt und Zitronensaft vermengen. Die Mischung gleichmäßig in der Auflaufform verteilen.

In einer weiteren Schüssel Mehl, Haferflocken, Cannabis - Butter und Zucker zu einer krümeligen Masse verarbeiten.

Die Streusel über die Äpfel in der Auflaufform geben.

Den Crumble für ca. 30-35 Minuten backen, bis die Oberfläche goldbraun ist und die Äpfel weich sind.

Aus dem Ofen nehmen und warm servieren, idealerweise mit einer Kugel Cannabis - Vanilleeis.

Cannabis - Erdbeer-Rhabarber-Crumble

Das Brauchst Du

- 300 g Erdbeeren, geputzt und halbiert
- 200 g Rhabarber, in Stücke geschnitten
- 50 g Zucker
- 1 EL Zitronensaft
- 100 g Mehl
- 50 g Zucker
- 50 g Haferflocken
- 50 g Cannabis - Butter, kalt und in kleine Stücke geschnitten

So wird es gemacht

Den Backofen auf 180°C vorheizen und eine Auflaufform einfetten.

Die Erdbeeren und Rhabarberstücke in eine Schüssel geben und mit Zucker und Zitronensaft vermengen. Die Mischung gleichmäßig in der Auflaufform verteilen.

In einer weiteren Schüssel Mehl, Zucker, Haferflocken und Cannabis - Butter zu einer krümeligen Masse verarbeiten.

Die Streusel über die Erdbeer-Rhabarber-Mischung in der Auflaufform geben.

Den Crumble für ca. 30-35 Minuten backen, bis die Oberfläche goldbraun ist und die Früchte weich sind.

Aus dem Ofen nehmen und warm servieren, vielleicht mit einer Kugel Cannabis - Vanilleeis oder einem Klecks Cannabis - Sahne.

Welches dieser Rezepte spricht dich am meisten an?

Cannabis - Bananenbrot

Das Brauchst Du

- 3 reife Bananen, zerdrückt
- 1/3 Tasse Cannabis - Butter, geschmolzen
- 3/4 Tasse Zucker
- 1 Ei
- 1 Teelöffel Vanilleextrakt
- 1 Teelöffel Backpulver
- Eine Prise Salz
- 1 1/2 Tassen Mehl
- Optional: gehackte Nüsse oder Schokoladenstückchen

So wird es gemacht

Heize den Ofen auf 180°C vor und fetten eine Backform leicht ein.

In einer Schüssel Bananen, Cannabis - Butter, Zucker, Ei und Vanilleextrakt vermischen.

Mehl, Backpulver und Salz hinzufügen und gut verrühren.

Optional gehackte Nüsse oder Schokoladenstückchen unterheben.

Den Teig in die vorbereitete Backform gießen und glatt streichen.

Etwa 50-60 Minuten backen, bis das Bananenbrot goldbraun ist und ein Zahnstocher sauber herauskommt.

Abkühlen lassen, bevor du es aus der Form nimmst und servierst.

Portionen: 1 Bananenbrot, etwa 8-10 Scheiben

Cannabis - Schokoladen-Bananenbrot

Das Brauchst Du

✳ 3 reife Bananen

✳ 200 g Mehl

✳ 100 g Zucker

✳ 50 g Cannabis - Butter, geschmolzen

✳ 2 Eier

✳ 50 g Kakao

✳ 1 TL Backpulver

✳ 1 TL Vanilleextrakt

✳ Eine Prise Salz

✳ Optional: gehackte Nüsse oder Schokoladenstückchen

So wird es gemacht

Den Backofen auf 180°C vorheizen und eine Kastenform einfetten oder mit Backpapier auslegen.

Die Bananen in einer Schüssel mit einer Gabel zerdrücken, bis eine glatte Masse entsteht.

Die geschmolzene Cannabis - Butter, Zucker, Eier und Vanilleextrakt zu den zerdrückten Bananen geben und gut verrühren.

In einer separaten Schüssel das Mehl, Kakao, Backpulver und eine Prise Salz vermengen.

Die trockenen Zutaten nach und nach zu der Bananen-Mischung hinzufügen und vorsichtig unterrühren, bis ein glatter Teig entsteht.

Nach Belieben gehackte Nüsse oder Schokoladenstückchen unterheben.

Den Teig in die vorbereitete Kastenform gießen und glatt streichen.

Das Schokoladen-Bananenbrot für ca. 50-60 Minuten backen, bis es goldbraun ist und ein Zahnstocher, der in die Mitte gesteckt wird, sauber herauskommt.

Das Brot aus dem Ofen nehmen und vollständig abkühlen lassen, bevor du es aus der Form löst und servierst.

Welches dieser köstlichen Rezepte möchtest du als nächstes ausprobieren?

Cannabis - Blueberry Muffins

Das Brauchst Du

- 250 g Mehl
- 150 g Zucker
- 1 TL Backpulver
- 1/2 TL Natron
- 1/2 TL Salz
- 1 Ei
- 100 ml Cannabis - Milch
- 100 ml Pflanzenöl
- 150 g frische Blaubeeren

So wird es gemacht

Den Backofen auf 180°C vorheizen und ein Muffin-Blech mit Papierförmchen auslegen oder einfetten.

In einer großen Schüssel das Mehl, Zucker, Backpulver, Natron und Salz vermischen.

In einer anderen Schüssel das Ei leicht verquirlen und dann die Cannabis - Milch und das Pflanzenöl hinzufügen.

Die feuchten Zutaten zu den trockenen Zutaten geben und nur kurz verrühren, bis alles gerade so vermengt ist. Es ist wichtig, den Teig nicht zu lange zu rühren, um luftige Muffins zu erhalten.

Die Blaubeeren vorsichtig unterheben.

Den Teig gleichmäßig auf die Muffinförmchen verteilen.

Die Muffins für ca. 20-25 Minuten backen, bis sie goldbraun sind und ein Zahnstocher, der in die Mitte gesteckt wird, sauber herauskommt.

Die Muffins aus dem Ofen nehmen und für einige Minuten in der Form abkühlen lassen, bevor du sie auf ein Kuchengitter gibst, um sie vollständig auskühlen zu lassen.

Cannabis - Schoko-Bananen-Muffins

Das Brauchst Du

- 2 reife Bananen, zerdrückt
- 100 g Zucker
- 1 Ei
- 50 ml Milch
- 50 g Cannabis - Butter, geschmolzen
- 150 g Mehl
- 25 g Kakaopulver
- 1 TL Backpulver
- Prise Salz
- Schokoladenstückchen zum Garnieren

So wird es gemacht

Den Backofen auf 180°C vorheizen und ein Muffinblech mit Papierförmchen auslegen.

In einer Schüssel die zerdrückten Bananen, Zucker, Ei, Milch und geschmolzene Cannabis - Butter vermengen.

In einer separaten Schüssel Mehl, Kakaopulver, Backpulver und Salz vermischen.

Die trockenen Zutaten zu den feuchten Zutaten geben und alles gut vermengen, bis ein Teig entsteht.

Den Teig gleichmäßig auf die Muffinförmchen verteilen und mit Schokoladenstückchen garnieren.

Die Muffins für 20-25 Minuten backen, bis sie durchgebacken sind. Aus dem Ofen nehmen und abkühlen lassen, bevor sie serviert werden.

Cannabis - Brownies

Das Brauchst Du

- 1/2 Tasse Cannabis - Butter
- 1 Tasse Zucker
- 2 Eier
- 1 Teelöffel Vanilleextrakt
- 1/3 Tasse ungesüßter Kakao
- 1/2 Tasse Mehl
- 1/4 Teelöffel Salz
- Optional: gehackte Nüsse oder Schokoladenstückchen

So wird es gemacht

Heize den Ofen auf 180°C vor und fette eine Backform leicht ein.

In einem Topf die Cannabis - Butter schmelzen lassen und vom Herd nehmen.

Zucker, Eier und Vanilleextrakt hinzufügen und gut verrühren.

Kakao, Mehl und Salz hinzufügen und zu einem glatten Teig verrühren.

Optional gehackte Nüsse oder Schokoladenstückchen unterheben.

Den Teig in die vorbereitete Backform gießen und glatt streichen.

25-30 Minuten backen, bis die Brownies fest sind. Abkühlen lassen, bevor du sie schneidest und servierst.

Portionen: Abhängig von der Größe der Brownies, etwa 12-16 Stück

Cannabis - Erdnussbutter-Banane-Sandwich

Das Brauchst Du

* 4 Scheiben Brot (z.B. Vollkornbrot)
* 4 EL Cannabis - Erdnussbutter
* 2 Bananen, in Scheiben geschnitten
* Honig oder Ahornsirup zum Beträufeln (optional)
* Zimt zum Bestreuen (optional)

So wird es gemacht

Die Brotscheiben leicht toasten, wenn gewünscht.

Jede Brotscheibe mit Cannabis - Erdnussbutter bestreichen.

Die Bananenscheiben auf zwei der Brotscheiben verteilen.

Die restlichen Brotscheiben darauf legen, um Sandwiches zu bilden.

Die Sandwiches nach Belieben mit Honig oder Ahornsirup beträufeln und mit Zimt bestreuen.

Servieren und genießen!

Cannabis - Schoko-Bananen-Smoothie

Das Brauchst Du

* 2 reife Bananen, geschält und in Stücke geschnitten
* 250 ml Milch (oder pflanzliche Milchalternativen)
* 2 EL Kakaopulver
* 2 EL Honig oder Ahornsirup
* 1 TL Vanilleextrakt
* 1 EL Cannabis - Kokosöl
* Eiswürfel nach Belieben
* Schokoladenraspel zum Garnieren

So wird es gemacht

Alle Zutaten außer den Schokoladenraspeln in einen Mixer geben.

Alles gut mixen, bis eine cremige Konsistenz erreicht ist.

Den Schoko-Bananen-Smoothie in Gläser gießen und mit Schokoladenraspeln garnieren.

Sofort servieren und genießen!

Cannabis - Grüner Smoothie

Das Brauchst Du

* 2 Tassen frisches Spinatblätter
* 1 reife Banane, geschält
* 1/2 Tasse gefrorene Ananasstücke
* 1/2 Tasse Cannabis - Kokoswasser
* Saft einer halben Zitrone
* Optional: eine Handvoll frische Minzeblätter

So wird es gemacht

Alle Zutaten in einem Mixer geben.

Mixen, bis eine glatte Konsistenz erreicht ist.

Bei Bedarf mehr Kokoswasser hinzufügen, um die gewünschte Konsistenz zu erreichen.

In Gläser füllen und sofort servieren.

Portionen: Für etwa 2 große Smoothies

Cannabis - Fruchtsmoothie

Das Brauchst Du

* 1 reife Banane, geschält und in Stücke geschnitten
* 1 Tasse gefrorene gemischte Beeren
* 1/2 Tasse Cannabis - Milch
* 1/2 Tasse griechischer Joghurt
* Honig oder Agavendicksaft nach Geschmack

So wird es gemacht

Alle Zutaten in einen Mixer geben.

Mixen, bis eine glatte Konsistenz erreicht ist.

Bei Bedarf Honig oder Agavendicksaft hinzufügen, um den Smoothie zu süßen.

In Gläser füllen und sofort servieren.

Portionen: Für etwa 2 große Smoothies

Schlusswort

Liebe Genießer und Genießerinnen,

wir hoffen, dass diese kulinarischen Abenteuer mit Cannabis -Koch- und Backrezepten für medizinische Zwecke eure Geschmacksknospen gekitzelt und eure Herzen erwärmt haben. Kochen und Backen mit Cannabis kann nicht nur eine köstliche Erfahrung sein, sondern auch eine Möglichkeit bieten, die potenziellen gesundheitlichen Vorteile dieser vielseitigen Pflanze zu nutzen.

Denkt jedoch immer daran, verantwortungsbewusst zu genießen! Obwohl die Verwendung von Cannabis zu medizinischen Zwecken viele positive Effekte haben kann, ist es wichtig, die Dosierung im Auge zu behalten und sich über potenzielle Wechselwirkungen mit anderen Medikamenten bewusst zu sein. Konsultiert immer einen Arzt oder eine Ärztin, bevor ihr Cannabis in eure Ernährung integriert, besonders wenn ihr bereits medizinische Behandlungen oder Medikamente einnehmt.

Darüber hinaus möchten wir darauf hinweisen, dass der Konsum von Cannabis in einigen Ländern und Regionen gesetzlichen Beschränkungen unterliegt. Bitte informiert euch über die geltenden Gesetze und Vorschriften in eurer Umgebung, bevor ihr Cannabis -Koch- und Backrezepte ausprobiert.

Lasst uns gemeinsam die Freude am Kochen und Backen mit Cannabis teilen, während wir uns um unsere Gesundheit und unser Wohlbefinden kümmern. Denn am Ende des Tages geht es nicht nur darum, was auf unserem Teller landet, sondern auch darum, wie wir uns dabei fühlen.

Genießt eure köstlichen Kreationen und bleibt sicher und gesund!

Mit herzlichen Grüßen,

Mary Jane Pot

Quellen

- Eigene Versuche: Die Reise in der Küche begann mit meinen eigenen kreativen Experimenten, bei denen ich neue Geschmacksrichtungen und Zubereitungstechniken erkundete.

- Versuche von Familie und Freunde: Die kulinarische Vielfalt wurde durch die inspirierenden Versuche meiner Familie und Freunde bereichert. Ihre Ideen und Vorlieben haben meine Kochkünste auf eine neue Ebene gehoben.

- Piktogramme von Words: Um die Rezepte anschaulich und leicht verständlich zu gestalten, griff ich auf Piktogramme zurück, die von Words bereitgestellt wurden. Diese visuellen Symbole verleihen den Anleitungen eine intuitive und unterhaltsame Note.

- Bilder von https://pixabay.com/de und www.istockphoto.com sowie von Microsoft Word: Die ästhetische Präsentation meiner Gerichte wurde durch Bilder von talentierten Fotografen auf https://pixabay.com/de und iStock vervollständigt. Ein herzliches Dankeschön an diese Künstler, die meine kulinarischen Kreationen in visuelle Meisterwerke verwandelt haben.

  ✽ = https://pixabay.com/de/vectors/drogen-marihuana-cannabis-3322489/

Wie haben Ihnen die bereitgestellten Informationen gefallen?

Liebe Leseratten und Bücherwürmer,

falls euch mein Buch in den Bann gezogen hat und ihr eure Gedanken dazu teilen möchtet, würde ich mich über eure Bewertung riesig freuen! Es ist kinderleicht –

einfach hier ⇨

klicken und dem Buch ein paar liebe Worte verpassen. Das Ganze beansprucht nicht mehr als 2 Minuten eurer kostbaren Zeit.

Wir freuen uns, Ihnen mitteilen zu können, dass dieses Buch speziell auf die Optimierung durch ChatGPT ausgerichtet ist. Die Rezepte stammen zwar von mir, doch der Fließtext wurde sorgfältig überarbeitet, um das Lesevergnügen zu steigern. Wir sind gespannt auf Ihre Meinung zu dem Thema Künstliche Intelligenz und würden uns freuen, mehr darüber zu erfahren. Ihr Feedback ist uns wichtig und trägt dazu bei, unser Werk kontinuierlich zu verbessern. Vielen Dank im Voraus für Ihre Gedanken und Anregungen!

Lasst mich wissen, was euch besonders gut gefallen hat, und natürlich auch, falls euch etwas aufgefallen ist, das ihr gerne anders hättet. Eure Meinung ist Gold wert, und ich lese wirklich jede einzelne Bewertung sowie jedes persönliche Feedback (info@rdw-traders-club.de). Das hilft mir ungemein dabei, meine Bücher kontinuierlich zu verbessern und den Draht zu meinen Lesern zu stärken.

Auf meiner Facebook-Seite, in unserer exklusiven Gruppe, lade ich euch herzlich ein, mit mir und anderen Bücherfreunden über aktuelle Erlebnisse zu plaudern und natürlich eure Meinungen auszutauschen. Denn mal ehrlich, es gibt selten nur eine Wahrheit, oder? Schaut vorbei: https://www.facebook.com unter Alex Schwarz oder https://www.facebook.com/profile.php?id=61554547511008&sk=followers

Ein herzliches Dankeschön für eure großartige Unterstützung. Eure Meinung zählt, und ich freue mich darauf, von euch zu hören!

Mit literarischen Grüßen,

Rechtliches

Für Fragen und Anregungen:

info@rdw-traders-club.de

Buchtitel

Cannabis Rezepte,

Das Marihuana Kochbuch,

Medizinisches Kochen für Körper und Seele

115 einfache Rezepte.

Für Erleichterung und Spaß.

Autor Mary Jane Pot

Auflage,1 JAHR 2024

© by Mary Jane Pot

Herausgeber dieses Buches ist

VERLAG: Rock die Wellen Traders Club GmbH

ADRESSE: An der Brenzbahn 6

PLZ, 89073 **ORT,** ULM

Ansprechpartner Rose, Marcus

Steueridentifikation: USt-IdNr.: DE349425604

Lektorat & Korrektorat: ChatGPT und das RDW Team

Cover: Germancreative - (https://www.fiverr.com/germancreative)

ISBN: 9798883722249

Druckerei: Amazon Media EU S.à r.l., 5 Rue Plaetis

L-2338, Luxembourg

Disclaimer Der vorliegende Ratgeber bzw. Kochbuch wurde mit größter Sorgfalt und bestem Wissen erstellt, basierend auf intensiven Recherchen. Trotzdem möchten wir darauf hinweisen, dass wir keine Gewähr für die absolute Korrektheit, Ausführlichkeit und Vollständigkeit der enthaltenen Informationen übernehmen können. Der Herausgeber übernimmt keinerlei Haftung für etwaige nachteilige Auswirkungen, die direkt oder indirekt mit den in diesem Ratgeber präsentierten Informationen in Verbindung stehen könnten. Unsere Absicht ist es, Ihnen hilfreiche und praxisnahe Ratschläge zu bieten, dennoch empfehlen wir, die Informationen nach eigenem Ermessen zu prüfen und gegebenenfalls professionellen Rat einzuholen. Wir danken Ihnen für Ihr Verständnis.